コロコロ日記

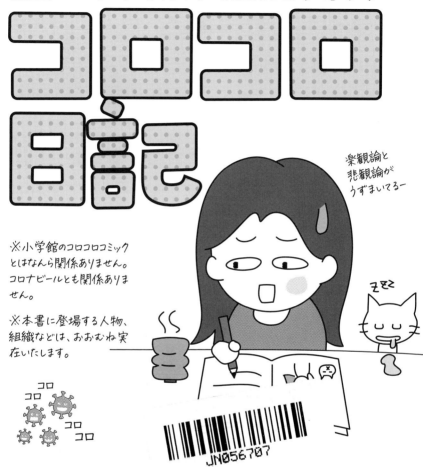

楽観論と悲観論がうずまいてるー

※小学館のコロコロコミックとはなんら関係ありません。コロナビールとも関係ありません。

※本書に登場する人物、組織などは、おおむね実在いたします。

コロ
コロ
コロ
コロ

いま、新型コロナウイルス（CC　　　　　　　　　　、二界中の人々が生命を脅かされ、仕事を奪われ、　　　と大い、苦しみ、悲しんでいます。ニュースウオッチャーの私は、国内外のニュースを見て、これはただ事ではない、と気づいたのです。いつ終わるか予測のつかない、この疫病の大流行は、ビジネスはもちろんのこと、生活を破壊し、人の価値観そのものを根底からくつがえしてしまうかもしれません。しかし希望は常にあります。「巣ごもり」しているのは私だけではなく、世界中の人々ですから。みなさん。疫病に負けずに、夢と希望を持って、サバイバルしてください！！

※ここの日付は、話題になった時期の目安です!!（以下同様）

日にち 1月9日（木）ごろ 中国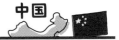

中国湖北省の武漢市で、原因の分からない肺炎が起こっていた

「ヒトからヒトへの感染は報告されていない」、「SARS（重症急性呼吸器症候群）の可能性は排除された」との中国の発表が日本でも報じられました。

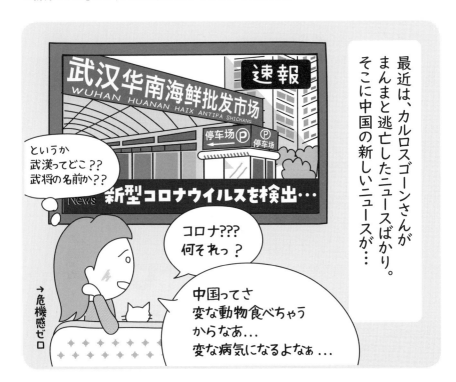

原因不明の病原体は、新型コロナウイルスと判明

2019年12月以降、中国の湖北省武漢市では病原体が特定されていない複数の肺炎の発生が報告されていた。1月4日の新華社通信は、原因不明の肺炎患者の多くは海鮮市場の関係者で、発熱や呼吸困難などの症状が見られるという。44人が発症し、うち11人が重症で隔離されて治療を受けていると伝えた。またヒトからヒトへの感染は確認されておらず、「SARSが発生」とデマを流したとして当局が8人を処罰したという。1月9日、新華社通信や中国中央テレビは、武漢で原因不明の病原体を調査していた専門家チームが新型のコロナウイルスを検出したと伝えた。

2

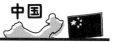
中国では死者が6人出て、最大級の? 防疫対策を取るらしい

詳しく中国のことばかり探っている人が、この新型のコロナウイルスで、中国に異変が起きているなどと書いていました。病院の動画も紹介されていて少し不気味です。

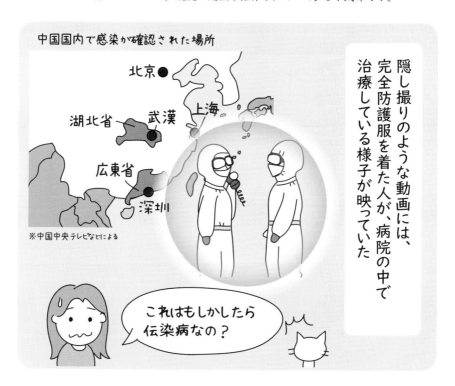

中国国内で感染が確認された場所

北京

上海

湖北省　武漢

広東省

深圳

※中国中央テレビなどによる

隠し撮りのような動画には、完全防護服を着た人が、病院の中で治療している様子が映っていた

これはもしかしたら伝染病なの?

1月20日、ヒトからヒトへの感染が確認された

1月12日の報道によれば、日本の感染症の専門家は「(ヒトからヒトに感染する可能性について)インフルエンザほど変異しやすいという議論は聞かない。過度に心配する必要はないだろう」とコメントしていた。しかし20日の報道では「ヒトからヒトに感染を確認」とあり「中国は法定伝染病に指定し最大級の防疫対策を取る」とのこと。中国の死者は6人。アメリカでも武漢からの帰国者1人が感染。一方、「習近平は世界に新型肺炎を流行らせる気か!?」という中国語の動画が、YouTubeにアップされた。隠し撮りのような動画には、完全防護服を着た人が映っていた。

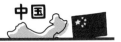

中国

春節を前に、中国から来日した 観光客は、みんなマスクをしていた

武漢市の地元メディアは、スーパー入り口での体温検査や鉄道駅周辺の消毒作業の様子、ガソリンスタンドに車の行列ができている状況などを伝えていました。

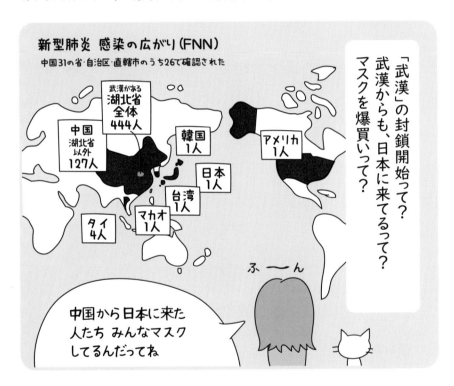

新型肺炎 感染の広がり（FNN）
中国31の省・自治区・直轄市のうち26で確認された

武漢がある
湖北省
全体
444人

中国
湖北省
以外
127人

韓国
1人

アメリカ
1人

日本
1人

台湾
1人

マカオ
1人

タイ
4人

「武漢」の封鎖開始って？
武漢からも、日本に来てるって？
マスクを爆買いって？

ふ─ん

中国から日本に来た
人たち みんなマスク
してるんだってね

23日には、武漢市から最後の直行便が成田に到着

中国政府は、新型コロナウイルスの感染が拡大している中国湖北省武漢市を、突然、封鎖すると発表した。1月24日からは、中国全土で延べ30億人が大移動する「春節」が始まるが、皮肉にも1月23日には、成田空港に武漢市からの最後の直行便が到着。空港に到着した中国人観光客はみなマスクをしていた。1月24日には、銀座で中国人観光客が3000枚のマスクを爆買いする光景が報じられた。春節に合わせ、長崎の街を約1万5000個のランタンで彩る長崎ランタンフェスティバルも開幕し、毎日新聞は、「中国人観光客『マスク着用で互いに気持ちよく』」と報じた。

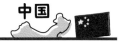

中国のSNSでお医者さんが、涙声で訴える動画が拡散されていた

この告発的動画は衝撃的でした。武漢市内でとんでもない医療崩壊が起きていることは明確でした。でもこの動画は中国政府にとっては都合が悪かったようです。

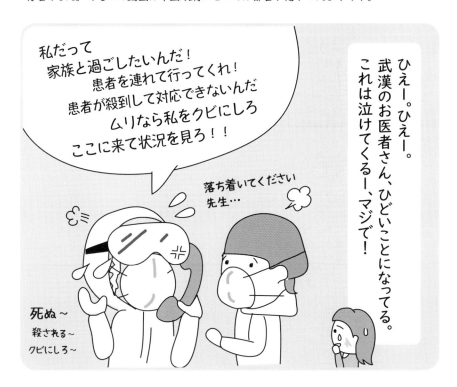

「患者を連れて行ってくれ。無理なら私をクビにしろ」

テレビ朝日（ANN）は中国のSNSで拡散されている武漢市内の病院で撮影された動画を放送した。動画は1月23日に中国のSNSに投稿されたもので男性医師が別の医療関係者と涙声で電話をしているシーン。肺炎患者らが病院にあふれ、医師は患者が殺到して対応できないと訴え、「私も家族と新年を過ごしたいんだ！　患者を連れて行ってくれ。無理なら私をクビにしろ」などと叫んでいた。映像を見た中国人からは、「医師だって人間だ」「絶望が蔓延している」などのコメントが寄せられたという。しかしこの映像は当局によって次々と削除されたようだ。

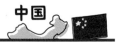

中国の、ナンバー2の李克強首相が、武漢に派遣されたらしい

1月27日、中国共産党の最高指導部の李克強首相が、新型ウイルスによる肺炎が発生した湖北省の武漢に入った様子がテレビやネット動画で流されました。

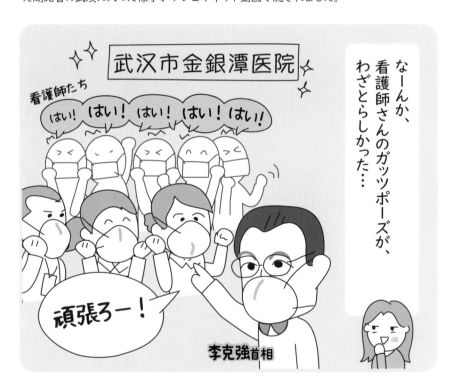

習近平総書記の委託を受けての、視察および指導

武漢入りした李克強氏が、マスク姿で、医療関係者や工事現場の作業員らを激励する様子が伝えられた（テレ朝）。中国では大規模な災害などの際には、行政機関を統括する首相が現地入りすることはめずらしくないようで、四川大地震の際にも当時の温家宝首相が地震発生当日に現地入りし陣頭指揮に当たった（日経新聞）という。また、新華社通信によれば、李克強氏の肩書きは、中国共産党中央政治局常務委員・国務院総理・中央新型コロナウイルス肺炎対策工作指導グループ長で、習近平総書記の委託を受けて、武漢で感染予防・抑制活動を視察、指導したという。

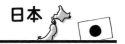
大阪コロナホテルは、新型コロナとは関係ないそうだ

コロナという名前の企業などが風評被害を受けているそうです。大阪コロナホテルの公式ツイッターが「全く関係ありませんよぉ」と書いて話題になってます。

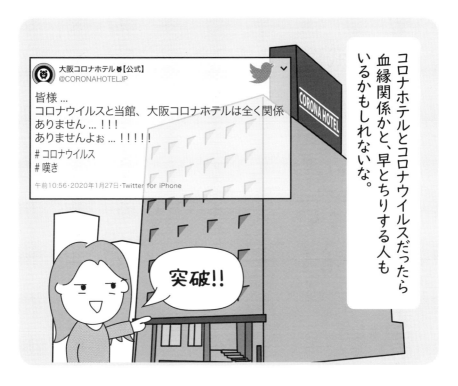

コロナウイルスと大阪コロナホテルは全く関係ありません

新型コロナウイルスが話題になるなか、新大阪駅東口近くにある「大阪コロナホテル」に対して、「縁起わるそう」「こわー！」などという投稿があり、当ホテルの公式ツイッターは、1月27日「皆様…コロナウイルスと当館、大阪コロナホテルは全く関係ありません…!!!　ありませんよぉ…!!!!!」とツイートして話題になった。当ホテルは「今回はあまり明るくない話題で注目いただいたということになってしまったので、今後はほっこりするような、ホテルならではのことで皆さんに知っていただけるように頑張りたいと思います」と語った（Jタウンネット 東・京都）。

日にち 1月**28**日（火）ごろ　　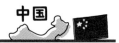 中国

湖北省だけでなく、厳戒態勢の北京でも初めて死者が

中国では武漢が閉鎖されてひどいことになっていますが、中国の首都、北京でも初めて死者が出ているとの報道です。

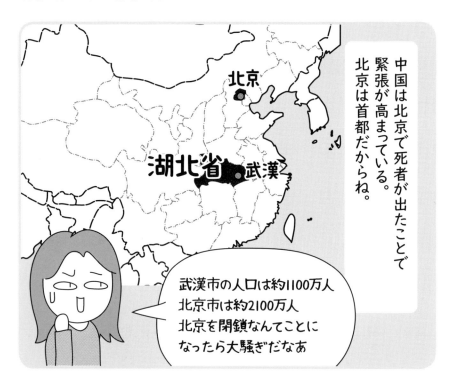

中国は北京で死者が出たことで緊張が高まっている。北京は首都だからね。

武漢市の人口は約1100万人
北京市は約2100万人
北京を閉鎖なんてことになったら大騒ぎだなあ

中国全土で感染者は4515人、死者はすでに106人にも

中国内陸部の湖北省武漢市で発生した新型コロナウイルスの肺炎は1月27日に北京で初の死亡者が確認されるなどし死者が106人に増え、発症者は4515人に上った。死者の大多数は湖北省で確認され27日までに100人に達していた。同省で確認された感染者は2714人。中国政府は春節の連休を2月2日まで3日間延長。同日武漢を取材したBBC記者は「ゴーストタウン」と表現した（BBC）。中国の当局が厳戒体制を敷いた北京でも初めて死者が出るなど中国各地で警戒が強まっている。中国の新華社通信によれば習近平首席は1月27日、対策の徹底を改めて指示した（日テレ）。

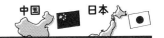

武漢から脱出希望の日本人を乗せた
チャーター便が、羽田に到着した

日本やアメリカ、韓国などの各国政府は、民間チャーター機を飛ばし、武漢からの帰国を
希望する自国民の帰国支援を開始しました。

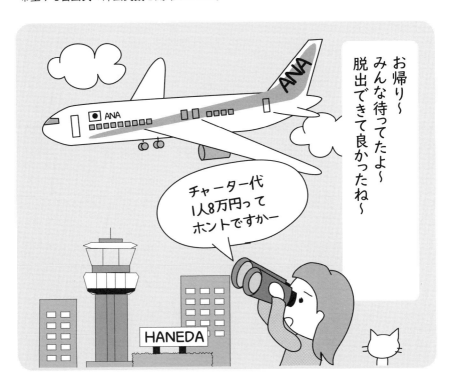

帰国後の診療や隔離は政府負担、運賃は個人負担の見込み

日本政府が用意したチャーター便の第一便が1月29日に羽田空港に到着した。また30日には、第二便が到着した。チャーターはANAのボーイング767型機で、帰国したのは2機合わせて約400人。「日本帰国後の診療や他の人に接触させないためのホテル滞在などの費用負担は、感染拡大を阻止し、日本人の健康を守る意味で日本政府が全額費用負担するのが筋となるだろう」（東洋経済ONLINE）という。その一方で帰国者の運賃負担は、1人当たり片道分約8万円を請求する政府方針に対し、「政府が負担すべし」「8万円は高いのではないか」という声も出ているという。

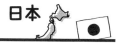

国会中継を見ていたら、ムネオ議員が、すごく頑張っていた

新型コロナウイルスによる病気を「指定感染症」とする政令に対して、すぐに施行すべきだと、鈴木宗男議員が国会で力説していました。

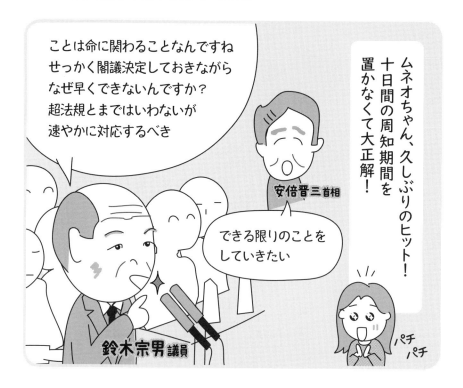

2月7日の予定を改め、2月1日から施行

法律は、公布された後、定められた施行日から施行される。法律の施行は、一般的に国民への周知という観点から一定の期間を置くことが望ましいと考えられている。しかし鈴木宗男参議院議員は、政府が新型コロナウイルスによる感染症を「指定感染症」とする政令を1月28日に閣議決定したにもかかわらず、すぐに施行しないのは問題で、生命に関わることであるから早急に施行すべきだと訴えた。その結果、WHOが「緊急事態」を宣言したことも踏まえ、この政令は、従来のような周知期間を置かず、2月7日の予定から前倒しして2月1日から施行することとなった。

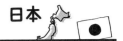
ダイヤモンド・プリンセス号のなかで、もう一度、全員の体温を測るようだ

クルーズ船には3700人もの乗員や乗客が乗船していましたが、船内に感染者がいる可能性があるので、検査が必要となり、すぐには下船できなくなりました。

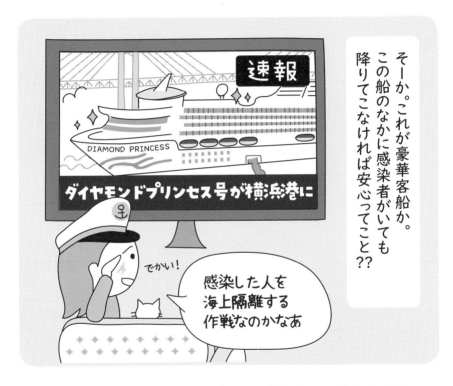

健康状態を確認し発熱などがあればウイルス検査を実施

厚生労働省によるものとして報じられたのは、この大型客船は那覇港で乗客全員が検疫を受けているものの、香港で降りた乗客の感染が判明したため、「本来は必要はない措置だが、横浜港でも船内で乗客乗員全員の体温を測る異例の再検疫を行う予定」（AbemaNEWS）とのことだった。医師や看護師を含む検疫官が数十人態勢で乗り込み、健康状態を確認。発熱などの症状があればウイルス検査を実施し、もし陽性ならば、感染症指定医療機関に入院させ船も消毒する見込みだという。まだよく正体がわからないウイルスのため対応が難しいようだ。

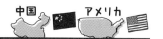
伝染病シミュレーションゲームが、
中国やアメリカで、大流行していた

8年前に開発された伝染病を世界中に蔓延させて人類を滅亡へ導くイギリスのゲーム
「Ndemic Creations」が、ダウンロード数1位になったそうです。

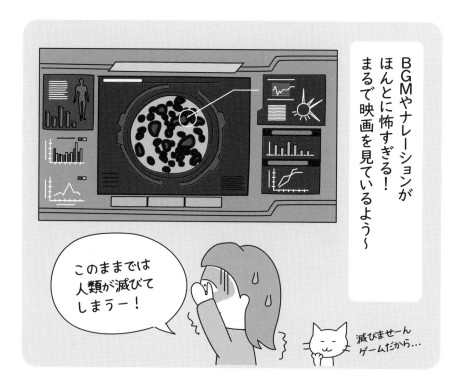

BGMやナレーションが
ほんとに怖すぎる！
まるで映画を見て
いるよう〜

このままでは
人類が滅びて
しまうー！

滅びませーん
ゲームだから…

中国とアメリカでiPhoneアプリ・ダウンロード数1位に

このゲームは、どのウイルスでプレイするのかを選択後、潜伏する国を選び徐々に感染を広げ
ていくというもの。伝染病の存在が発覚すれば世界で対策を講じられるため当初はバレないこと
を心がける必要がある。こんな怖いゲームだが、新型コロナウイルスの問題化で、中国では1月
21日に、アメリカでは1月23日に、それぞれiPhoneアプリとしてダウンロード数1位になった
（WIRED）。発売元は関心の高まりを受けプレーヤーに声明を発表。「これは科学的モデルではな
く、あくまでゲーム。現実の感染から身を守る上では参考にしないように」と注意を促したという。

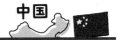

中国

警鐘を鳴らした中国の医師が、新型コロナの感染で亡くなった

いち早く正体不明のウイルスの存在に気づき、仲間の医師らに注意を促していた武漢の医師が、2月7日に新型コロナウイルスに感染して亡くなりました。

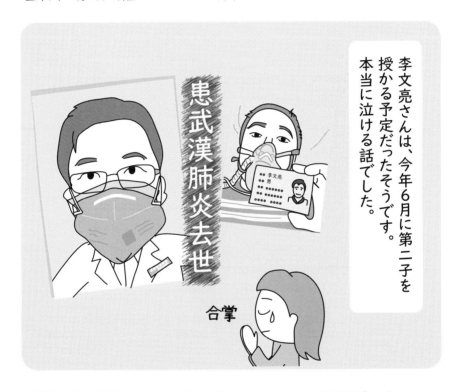

李文亮さんは、今年6月に第二子を授かる予定だったそうです。本当に泣ける話でした。

患武漢肺炎去世

合掌

武漢の眼科医、李氏の死は多くの中国人の涙を誘った

人民日報などを参照したBBCによると、死亡した医師は、武漢中心医院の眼科医、李文亮氏（34）。先月、女性患者から新型ウイルスに感染していた。李氏は2019年末に、SARSに似た、正体不明のウイルスの7つの症例に気づいたという。そこで、チャットで同僚の複数医師に対し警告するメッセージを送信。感染を防ぐようアドバイスした。しかし4日後、中国公安省の職員が李医師を訪問し「虚偽の発言をした」として告発したという。李氏の死は、環球時報や人民日報、微博（ウェイボー）で発表され、大きな反響を呼び中国国民の涙を誘った。

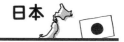
日本感染症学会の理事長さんが、新型コロナのことを発表した

中国で600人もの死者が出ているものの、日本では何十万と感染が広がり、大量の死者が出る可能性は低いと思う、という趣旨が述べられていました。

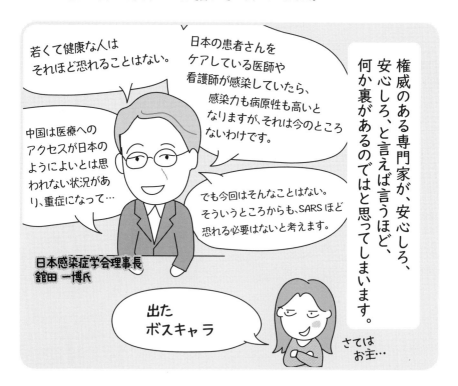

SARSより病原性は低そう。対策はインフルエンザに準じて

日本感染症学会理事長がBuzzFeedのインタビューに登場。2月10日のヤフーニュースにも取り上げられた。理事長によれば「SARSより病原性は低そう。感染対策はインフルエンザに準じて」という見立てだった。中国で600人もの死者が出ていることに対しては、「日本では今後、散発的な流行が起こる可能性はある」としつつも、「中国のような大量の死者は出ないと思う」とし、理由として「中国は医療へのアクセスが日本のようによいとは思われない状況があり、重症になって初めて受診して、助かるものも助からなくなっている可能性がある」などと話した。

完全封鎖された武漢から、
日々の生活を投稿し続ける人がいた！

一気に封鎖された武漢から、インターネットのYouTubeを通じて、一般家庭の人が、どのような生活を送っているのかがよく分かる動画がありました。

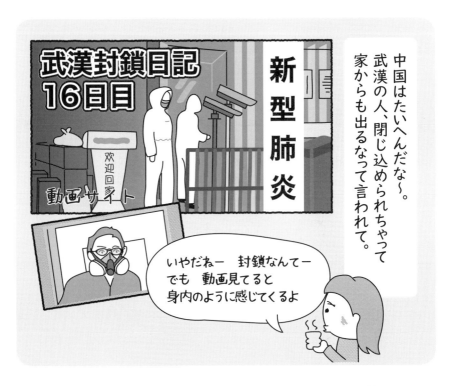

規制、消毒、食料、料理などの様子がよくわかる動画も

集団感染が最初に発生した中国政府は、1月23日から感染拡大を封じ込めるため武漢の封鎖を実施した。感染の広がりと規制により、その後の武漢市内部の情報は限られていたが、YouTubeには、封鎖後も武漢の様子を知らせる動画が続々と投稿され日本でも話題になった。その一つの「ジュウチャンネル」は、武漢封鎖後の市街地の様子や、市民の日常生活がわかる動画を投稿。外出の規制された家族がどのように生活しているかを世界に発信した。動画には和訳字幕がつけられているため、日本のネットユーザーから応援のレビューも多数投稿された。

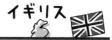

スーパースプレッダーという
聞きなれない言葉を耳にした

新型コロナウイルスに感染し、11人もの人にウイルスを感染させた「スーパースプレッダー」として注目されたスティーブ・ウォルシュさんが完全に回復したと発表されました。

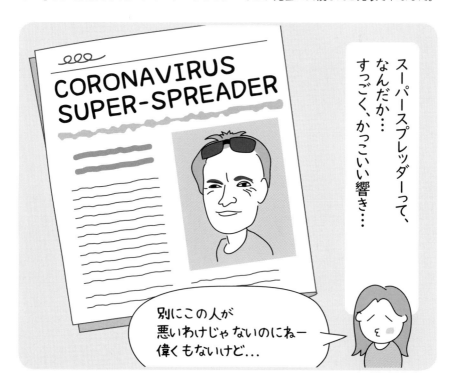

完全に回復したことを発表したが、今も病院で隔離

2月12日のAFPによると、シンガポールへ出張した際に新型コロナウイルスに感染し、その後、多数の人にウイルス感染をもたらした英国人男性が11日、完全に回復したと発表した。1人から多数のウイルス感染を招く患者「スーパースプレッダー」とされるスティーブ・ウォルシュさんは、ガイズ・アンド・セント・トーマス病院から自身が回復したことを発表した。ただ現在も、首都ロンドンの病院で隔離されている。ブライトンの医療機関の職員2人の感染が確認され、この施設が閉鎖されたことを受け、現地メディアはウォルシュさんに関してさかんに報道している。

日にち 2月14日（金）ごろ 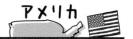 アメリカ

アメリカのCDCが、新型コロナの
検査対象を見直しすると言い出した

アメリカでは、1万4000人ものインフルエンザによる死亡が報道されていましたが、そのなかに、新型コロナウイルスの患者が含まれているかどうか調べ直すようです。

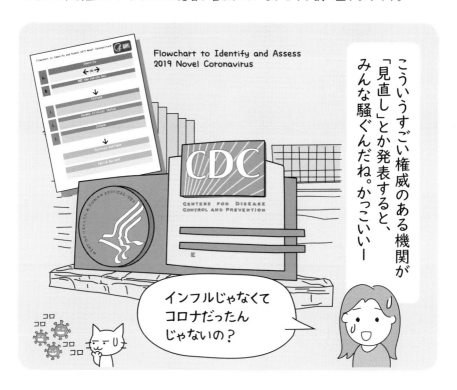

「米国のインフル猛威」に新型コロナが含まれる??

麻酔科医の筒井冨美氏は、米当局がインフルエンザに似た症状が確認された患者に対し、新型コロナウイルス検査を開始するという話を紹介（プレジデントオンライン）。それによるとCDC（アメリカ疾病管理予防センター）は記者会見（2月14日）で、「新型コロナの検査対象を大幅に見直す」と発表し、CDCセンター長は「ロサンゼルス、サンフランシスコ、シアトル、シカゴ、ニューヨークの5大都市における公衆衛生検査機関で、既存のインフルエンザ監視システムと協力して、インフルエンザに似た症状を示した患者に対しても、新型コロナ検査を開始する」と宣言したという。

動画中継していたジャーナリストが姿を消してしまった

「私は市民記者として、この災禍を取材する責務がある」と言い武漢の様子を発信していた市民ジャーナリストで人権派弁護士の、陳氏の安否が気づかれていました。

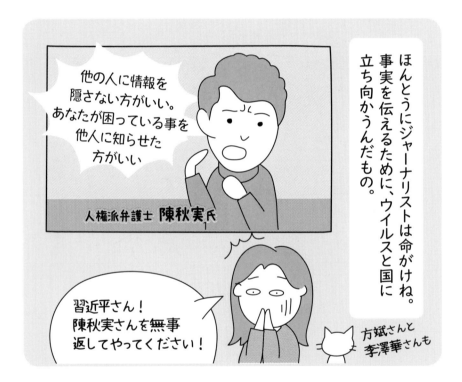

他の人に情報を
隠さない方がいい。
あなたが困っている事を
他人に知らせた
方がいい

人権派弁護士 **陳秋実氏**

ほんとうにジャーナリストは命がけね。事実を伝えるために、ウイルスと国に立ち向かうんだもの。

習近平さん！
陳秋実さんを無事
返してやってください！

方斌さんと
李澤華さんも

中国当局は彼らをトラブルメーカーだと見なしている

陳秋実氏（34）は1月24日武漢入りして街の様子や病院内の実情を動画にしてYouTubeなどに投稿していたが2月4日の投稿を最後に消息を絶っている。中国ではフリーの立場での取材は認められておらず、安否が気づかれている（毎日新聞）。「中国当局は彼を明らかにトラブルメーカーだと見なしている。病院に行き深刻な映像を撮っていた。興味深いのは中国でも多くの人が、中国のファイアーウォールをかいくぐって動画を見ていることだ」（CNN）などと伝えた。※また2月26日には市民ジャーナリストの李澤華氏が、武漢のP4研究施設を訪れた後逮捕された。

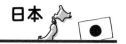

乗船した専門医という人が、船内の まずいことを世界中にバラしていた

感染者が相次いでいる横浜港に停泊中の「ダイヤモンド・プリンセス号」に乗り込んだ感染症の専門医が、YouTube動画で対応の不備を告発していました。

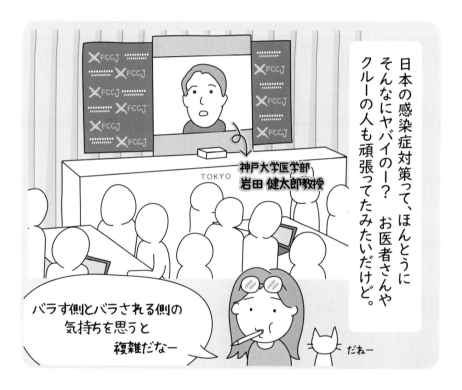

神戸大学医学部 岩田 健太郎教授

バラす側とバラされる側の 気持ちを思うと 複雑だなー

日本の感染症対策って、ほんとうにそんなにヤバイのー？ お医者さんやクルーの人も頑張ってたみたいだけど。

だねー

情報公開は大事だと14分6秒の動画をYouTubeに投稿

動画を投稿した神戸大学医学部の岩田健太郎教授が見たものは、「過去に経験したアフリカのエボラ出血熱や中国のSARSよりもひどい、日本の感染対策の"お粗末"な実情」（AERA）だったという。教授曰く「まずい対応であるということがバレるというのはそれは恥ずかしいことかもしれないですけど、これを隠蔽すると、もっと恥ずかしいわけです」。14分6秒の動画では、具体例を示しながら船内が患者数増加の温床になっていることを指摘。YouTubeに投稿され記者会見も開かれたため反響は大きく、世界各国の専門家から日本の対応への批判が相次いだ。

19

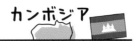
カンボジア大統領が、マスクもせずに 下船者に花束を渡していた

ダイヤモンド・プリンセス号で大騒ぎしたのに、今度はウエステルダム号。日本や他の国々が入港拒否したので、中国とつながりの深いカンボジアが受け入れたのはよかったけど。。。

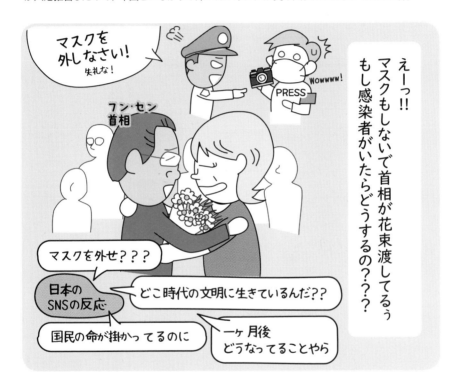

欧米メディアは、事態の深刻さをリアルに報道した

ウエステルダム号は日本を含む各国から入港を拒否され2週間さまよっていたが、カンボジアが受け入れた。しかしAFPは、2月18日「徹底的な健康診断を受けないまま下船した乗客らが世界中へ散ってしまい足取りを追跡できなくなる恐れが生じている」と報じた。ニューヨーク・タイムズは、「一人の感染が確認されたことで他の乗客たちにも感染の疑いが浮上したが、その多くはすでに世界中に散ってしまった」と書き「対応の不備は予想していたが、ここまでひどいとは思わなかった」とウィリアム・シャフナー博士のコメントを紹介。Newsweekもその記事を引用した。

No Way
ありえない

陽性になってしまった人のよくあるコメントは、
「まさか自分が…」ですねぇー

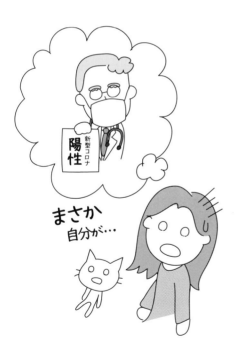

まさか
自分が…

新型コロナの賢いところは、
「まさか」と思わせるほど、
こっそり伝染ってしまうところ。

飛行機で移動して
たった一人に感染したら、
そこからあとは、
いずれドーン！と
指数関数的に
オーバーシュートを狙ってきます。

ありえないじゃなく
あり得るんです。

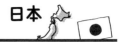
船に閉じ込められていた人たちが、手を振りながら帰っていった

ダイヤモンド・プリンセス号からウイルス検査で陰性となった約500人の下船が始まりました。ネット上では下船者を隔離しないことの不安が数多く訴えられていました

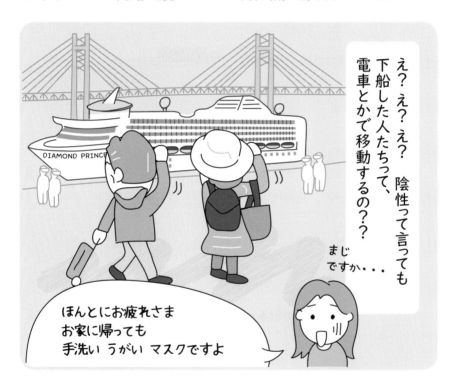

BBC記者も唖然。下船者はバスやタクシーで帰っていった

乗客乗員542人が新型コロナウイルスに感染したダイヤモンド・プリンセス号で、2月5日から14日間の健康観察期間が終了。2月19日よりウイルス検査で感染が確認されず症状の出ていない人たち約500人の下船が開始された。横浜港で取材をしていたBBCのローラ・ビッカー記者は乗客たちが待機していたバスやタクシーに乗ってその場を離れたことを目の当たりにして、「乗客の出身地は50カ国以上で、世界的な感染拡大の発生源になる懸念が出ている」と報じた。日本のSNSでも不安が数多く投稿された。※後に下船者の中から次々と陽性反応が出た。

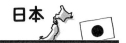

厚労相は、流行ピークを 遅らせて引き下げる戦略のようです

加藤厚生労働大臣は、図を出して、なるべく流行のピークを抑えることで時間稼ぎをして、その間に医療の体制を整え病床の不足を防ぐようです。

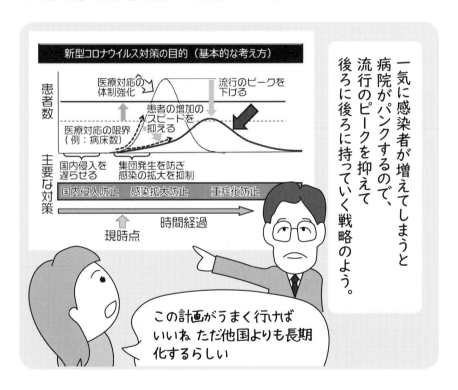

ピークを引き下げ、重症化を防止する医療体制に

2月23日の記者会見で、加藤厚労相はパネルを使用して今後の予測を説明。「いま我々が立っているのは枝分かれの時期だ」と説明した。患者数が急増すると、医療体制を強化しても治療ができない事態に陥る。感染者の急増を抑えるため集団感染を防ぐ対策を強化することを表明。対策を切り替えることで「流行のピークを引き下げたい」と訴えた（共同通信）。同日、安倍首相は「感染拡大を防止する上で重要な局面だ」とし、「重症化防止を中心とした医療提供体制を早急に整える必要がある」と述べ、患者が増えた場合に備え基本方針を整備するよう指示した（朝日新聞）

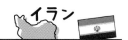

状況を説明していた保健省の次官が ものすごい汗だくになっていた

イランで記者会見を開いていたイラン保健省のハリルチ次官が、会見中にメガネを外し、何度もハンカチで額の汗を拭う様子が報道されました。

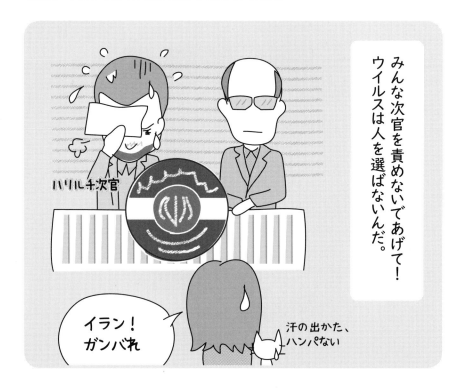

咳き込み汗を拭きながら、政府の隠蔽を否定

2月24日、イランのテヘランで開かれた新型コロナウイルスの感染状況を報告する記者会見で、テレビ中継されたイラン保健省のイラジ・ハリルチ保健次官が時折はげしく咳き込み、また額の汗をハンカチで拭う様子が、日本の各メディアでも伝えられた。BBCによれば、次官は、この記者会見で「感染拡大の規模を政府が隠蔽しているという事実はない」と強調し、また25日に公表したビデオでは、次官は自ら、発熱したことや真夜中に予備検査が陽性になったことを告げ、「今後、数週間のうちに我々は必ずこのウイルスに勝利する」と強調したという。

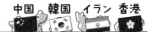

中国　韓国　イラン　香港

人が突然倒れてしまって痙攣している「閲覧注意」の動画が拡散されていた

中国の武漢、韓国、イランなどで、新型コロナの感染者が突然倒れて路上で痙攣しているような悲惨な動画が動画サイトに数多く投稿されていました。

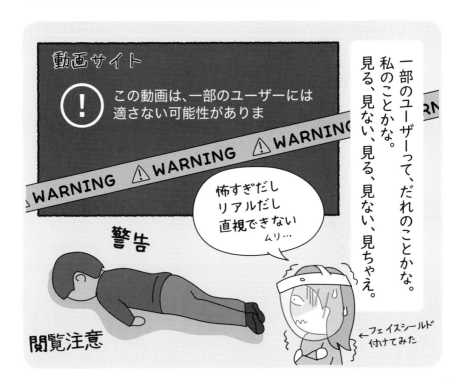

意図せずに動画を見た人が不快な思いをしないよう配慮

中国の武漢や韓国、イランなどで撮影されたという「新型コロナウイルスの感染者が急に倒れ痙攣する映像」や「変死の写真」が動画サイトに多数投稿された。デマとして一蹴する人も多いが、イランで撮影されたとされる動画では、路上に倒れこむ少年、歩道や駅の構内に横たわり苦しんでいる人が映っており、感染を恐れてか撮影者も誰も近寄ろうとはしない。またこれらの動画には、「閲覧注意」という警告とともに「この動画は、一部のユーザーには適さない可能性があります」などという文言が表示され、意図せずに動画を見た人が不快な思いをしないよう配慮されている。

25

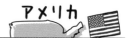

トランプさんが、アメリカでは、コントロールできていると言っていた

アメリカのトランプ大統領が、2月25日に、「アメリカでは、新型コロナウイルスについては、非常にうまくコントロールされている」と語ったコメントが世界に伝えられました。

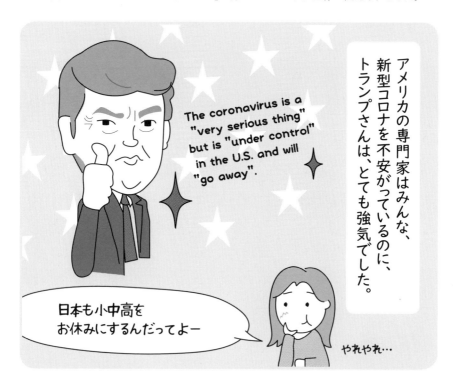

トランプ大統領とナンシー・メッソニア博士の見解にずれ

トランプ大統領は、訪問先のインドでの記者会見で、「新型コロナウイルスについては、非常にうまくコントロールされている、感染者は非常に少ない」などと語ったことが、2月26日から日本の複数メディアで報じられた。その一方で、米国立予防接種・呼吸器疾患センターのナンシー・メッソニア博士は、「問題はもはや（新型ウイルスの流行が）この国で起きるかどうかではなく、いつ起きるかだ」と報道陣に述べ、「アメリカ国民に対し悪い状況になると覚悟して備えてほしい」と話したという（BBC）。アメリカの感染者数は27人で、まだ死者は出ていない。

ブラジル

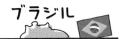

リオのカーニバルで、女性が、
「ウイルスは怖くないいわ」と笑っていた

世界最大級のダンスの祭典リオのカーニバルの開催中に初の感染者が出たブラジルで、
テレビ局にインタビューされた女性のコメントが印象的でした。

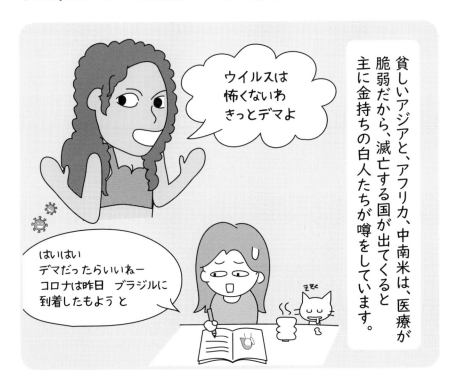

ブラジルで初めての感染が確認された

ブラジル保健省は2月26日、国内で初めて新型コロナウイルス感染を確認したと発表した。感染
者はサンパウロに住む61歳の男性で、出張先のイタリア北部ロンバルディアを訪問。帰国後に、熱、
せき、喉の痛みなどの症状を訴え病院を訪れた。男性の症状は軽く、自宅で療養中だという。ブ
ラジルでは、2月21日より南米最大の真夏の祭典であるブラジル・リオデジャネイロのカーニバ
ルが開幕しており、リオ市保健当局は新型コロナウイルス感染者が見つかった場合に備えて市内
の病院に計120の隔離用病床を準備するなどして警戒を強めている。

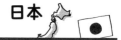

検査難民＝熱が出ても息が苦しくても死にかけても、検査をしてもらえない

感染が疑われてもPCR検査を受けさせてもらえない状態が起こっている問題で、誰かが、わざと、検査をあまりさせないようにしているウワサが広まっていました。

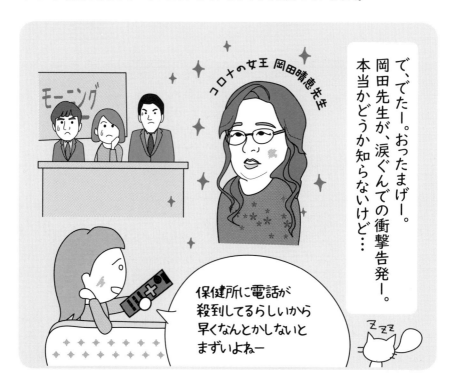

検査難民の背景には、感染研OBの思惑!?

3月27日(金)放送の「羽鳥慎一モーニングショー」(テレ朝)で、岡田晴恵教授がPCR検査が進まないことについて、「これはテリトリー争いなんだ。このデータはすごく貴重で地方衛生研究所からあがってきたデータは国立感染症研究所が掌握しており、このデータは自分で持っていたいと言っている感染研OBがいる」という話を、ある中枢の先生から聞いたと暴露した。 J-CASTは、「感染研の先生方は自分の実績より人命を優先してください」とのタイトルで「検査難民が多発している背景にはデータを独占したい国立感染症研究所の思惑があるという」と、この話を紹介した。

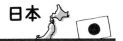

小中高校を休みにすることで、日本中が大騒ぎになっていた

テレビも新聞も、この休校のニュースで持ちきりでした。「安倍首相は、なぜこんな無謀なことをしたのか」といろんな人たちが口々に怒っていました。

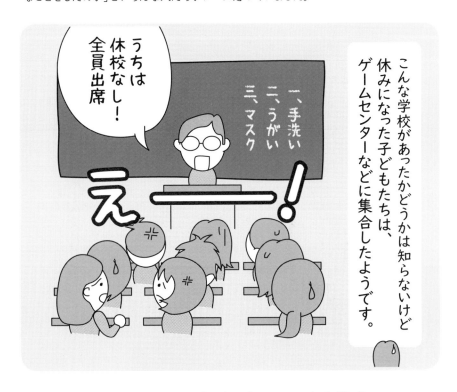

国会は紛糾、生徒児童は喜び、市民は不安と混乱に

新型コロナウイルスの感染拡大を受けた政府の要請で、小学校は89.9％、中学校は91.7％、高校は92.8％、国立の小中高校は100％休校を実施した。共産党の機関誌「赤旗」は、「安倍晋三首相が官房長官や与党幹部にも知らせず、文科省の抵抗も押し切って独断で表明した」と反発した。2月28日の時事通信は、「25日に打ち出した方針を一夜で転換」、「政府内の慎重論を首相主導で押し切った形だ。背景には、政府は後手に回っているとの批判が広がり、内閣支持率も下落していることもあるとみられる」などと報じた。市民からも突然の休校要請にとまどいが広がった。

29

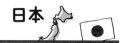
麻生さんが、「つまんないこと聞くねぇ」と、つまんないこと言っていた

麻生大臣が、閣議後会見で、小中学校や高校などの臨時休校によって発生する費用について質問した記者に対して言い放った言葉が話題になっていました。

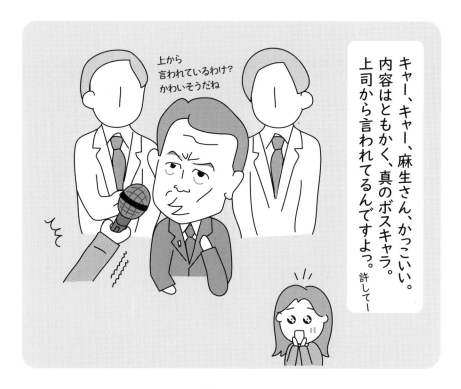

麻生大臣「つまんないこと聞くねぇ」休校中の費用負担

テレ東NEWSは、２月28日の閣議後会見の様子をYouTubeに投稿。動画タイトルが、【麻生大臣「つまんないこと聞くねぇ」休校中の費用負担】だったことから話題になった。麻生氏は、小中高の臨時休校により発生する費用について質問した記者に対し、「つまんないこと聞くねぇ。上から言われて聞くのかね。かわいそうだね」などと小声で言っていた。テレ東NEWSは、「仕事を休めない共働き家庭にとっては、子供の預け先の確保やそれにかかる費用は深刻な問題」などとこの動画の内容説明欄に投稿した。ネットでは麻生氏の発言に賛否両論だった。

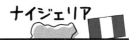
ナイジェリア

アフリカでの感染の拡大は、今後、すごいことになってしまうらしい

ナイジェリアの保健省は2月28日、初めての新型コロナの感染者が出たと発表しました。感染者はナイジェリアで働くイタリア人でミラノから入国後、感染が確認されました。

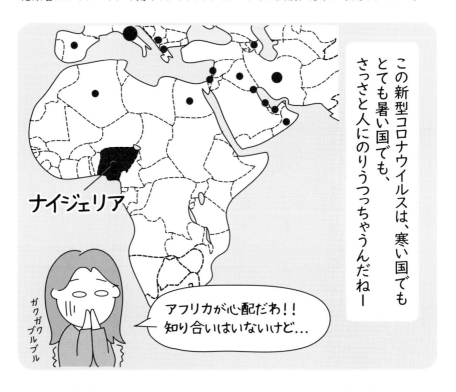

ナイジェリア

ガクガクブルブル

アフリカが心配だわ！！
知り合いはいないけど…

この新型コロナウイルスは、寒い国でもとても暑い国でも、さっさと人にのりうつっちゃうんだねー

サハラ砂漠以南のアフリカの国で、初めての感染者

2月1日AFPによると、アフリカは、新型コロナウイルスの感染例が確認されていない大陸の一つだった。中国と密接な貿易関係があり病院設備・診療体制が不十分な国が多く大流行への対応能力に懸念が高まっていた。ナイジェリア保健省は28日、国内で新型コロナウイルスの感染者1人を確認したと発表した。サハラ砂漠以南のアフリカの国で初めて。WHOは感染防止に向けた優先順位が高い国として、ナイジェリアを含めたアフリカ13カ国をあげ警戒を強めていた。医療体制が整っていない国も多く、感染の拡大が懸念されているという。

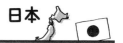
友人たちが、アルコール消毒と言ってテキーラで乾杯していた

東京の東中野でデザイナーをしている友人らは、アルコール消毒と言って、みんなでテキーラで乾杯しているのだと自慢していました。楽しそうですが真似しません。

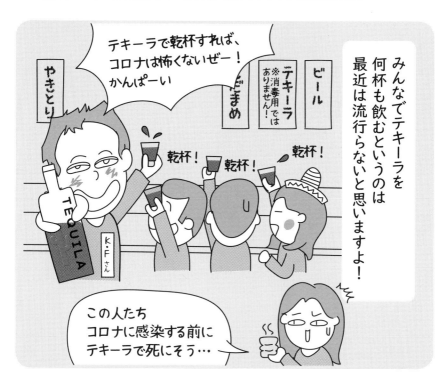

酒の飲み過ぎはNG、飲み方によっては風邪対策になるかも

飲酒と風邪の関係について池袋大谷クリニックの大谷院長は、日経Goodayの取材で興味深い論文を紹介していた。1つは1993年にイギリスの学者が390人の健常者に対しライノウイルスやコロナウイルスを鼻腔に投与したもの。2つ目はスペイン国内の5つの大学の教員4272人を対象に10年間追跡したコホート研究。そして3つ目の研究は日本の東北大学のコホート研究「仙台卸商研究」。これらの研究から、条件によっては適度な飲酒が風邪の予防や発症率の抑制につながる可能性があるという。喫煙は罹患リスクを高め、飲み過ぎはNGで飲み方に工夫が必要だという。

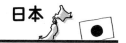
岩手の病院臨時職員の人が、マスクを盗んで転売してしまった

県立病院に勤務する女性臨時職員が病院内の倉庫にあった備品のマスク8箱をこっそり持ち帰り、インターネットのフリマで高値で転売してしまいました。

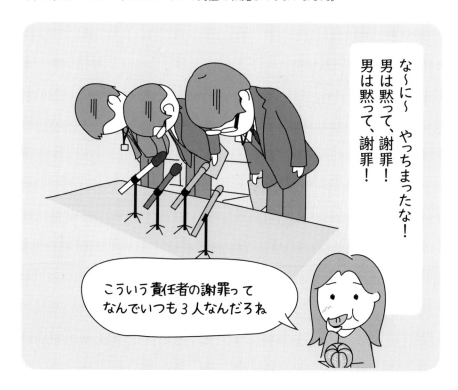

マスク8箱をフリーマーケットで1万5000円で販売

報道によれば、岩手県の県立病院に勤務していた40代の女性臨時職員は、病院の備品のマスク8箱(一箱60枚入り/約1400円相当)を、インターネットのフリーマーケットに出品し、約1万5000円で販売していた。女性の働く部署でのマスク使用量が急増していたために調査が始まり、女性が調査に対して、「マスクが高額で取引されることを知って無断で持ち出し転売した」と話したという。病院は、「新型コロナウイルス感染症対策に全県あげて取り組んでいる中で、このような事案が発生したことは極めて遺憾。深くおわび申し上げる」と頭を下げた(朝日新聞)。

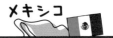

メキシコでも感染者が見つかった。
陽気なラテンもヤバくなるらしい

メキシコ政府は2月28日、イタリアに旅行歴のある男性2人が、新型コロナウイルスに感染したと発表しました。ラテンアメリカでは2カ国目とのことでした。

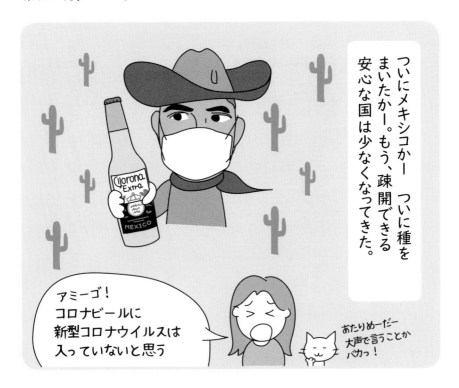

メキシコ大統領、国民へ冷静な対応を呼びかけた

メキシコ政府の発表によると、新型コロナウイルスに感染したメキシコ市の男性（35）は、2月14～22日まで、感染がすでに拡大しているイタリア北部を旅行していた。2度の検査を実施し、2度とも陽性だった。政府指定病院に入院中だが命に別状はないという。またもう一人の男性（41）も2月16～21日にイタリアを訪問していた。アンドレス・マヌエル・ロペス・オブラドール大統領は、29日の会見で「新型コロナウイルスへの対策として、専門医と受け入れ施設の準備が整っており、対策は講じている」と述べ、国民へ冷静な対応を呼びかけた（ジェトロ）。

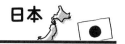

「だますウイルスにだまされるな」という医師にだまされるなと警告していた

「抗体依存性感染増強現象」「再感染による死亡」をネットで説明する多摩境内科クリニックの動画に、だまされてはいけないと専門医が警告していました。

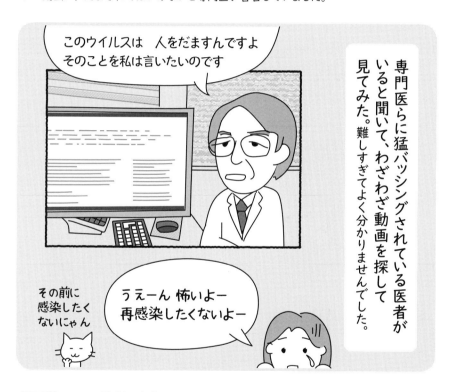

「再燃」の可能性が高いとみる専門家が多い

新型コロナの再感染は致死的、死亡理由は「抗体依存性感染増強現象」（ADE）によって説明できるなどと動画で訴える多摩境内科クリニックの院長が投稿する動画について、3月1日BuzzFeed Japan Medicalが「信用しないで」と警鐘を鳴らした。再感染やその死亡は確認されておらず、抗体依存性感染増強の説明に専門家は否定的だという。大阪で陰性になったバスガイドの女性が再び陽性になった件について、産経新聞では、大阪府の藤井健康医療部長が「再感染」と「ウイルスの再燃」の双方の可能性に言及した一方、再燃の可能性が高いとみる専門家が多いとも報じた。

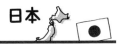

東京事変は、本当に東京事変に ならなきゃいいけどと心配されていた

椎名林檎率いる「東京事変」は、2月29日に東京国際フォーラムでコンサートツアー初日を強行した。この強行開催に対しては、その後も賛否両論が渦巻いた。

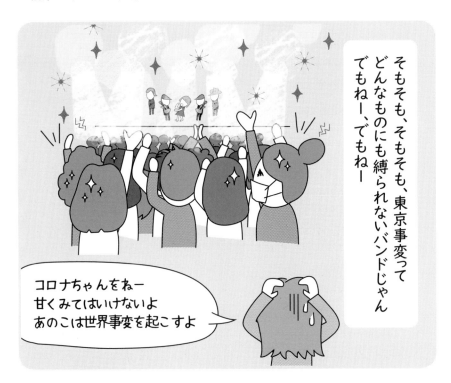

中国の微博（ウェイボー）でも、さまざまな意見

2月29日、政府がイベントの中止や延期を要請するなか東京事変がライブツアー「ニュースフラッシュ」を強行した。解散から8年ぶりの再始動の初日で、約1万人のマスク姿のファンでほぼ満員だった（J-CAST）。その後Twitterなどで批判が相次ぎその後のツアーは中止となった。中国版ツイッターの微博（ウェイボー）で中国ネットユーザーの意見を聞いたところ「好ましくないと思う。日本も状況は深刻なのだから」「延期や中止を決断してもファンは理解してくれるはず」「本当に『東京事変』にならなければいいけど」などの多数のコメントが寄せられた（Record China）。

子供達に50万食をプレゼントした「ワタミの宅食」、神すぎる〜

臨時休校の支援のために、ワタミが弁当を無料で50万食を提供するということを言い出したら、電話が450万件もかかってきたと報道されていました。

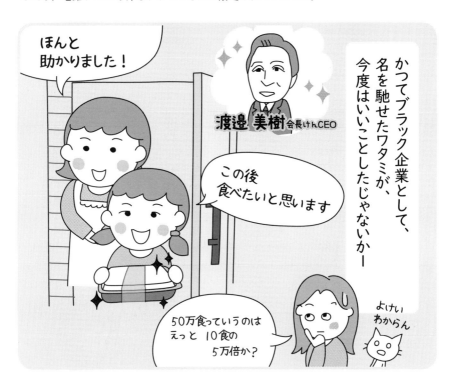

累計450万件もの問い合わせがあり、50万食を提供

2月27日に政府が全国の小中学校、高校に一斉休校を要請し保護者らから困惑の声が上がるなか、夕食宅配を行うワタミは、3月9日から4月3日まで、小中高校生を対象に商品代相当無料で弁当を提供すると発表していた。その反響は大きく3月2日の申し込み開始から4日までに累計約450万件の問い合わせがあり約50万食で受付を終了したという。Business Journalの取材によれば、一斉休校要請を受けて同社の渡邉美樹会長兼CEOが、「日本全国で困る子育て家庭が出てくるだろう」「サポートできるのは、おそらくワタミしかない」と語りスピード決断したという。

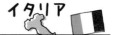
ミラノのヴォルタ高校の校長先生が
生徒たちに贈った手紙が、神すぎた！

休校になったイタリアの高校の校長が、17世紀のペストの流行を扱った作家、マンゾーニを引用して、生徒に向けたメッセージを公表しそれが日本でも話題になりました。

人間って、いつの時代も
疫病によって修羅場になって
やっと目覚めさせられるのかー

「世界に広がっているこの病気の速度は、私たちの時代が残した必然的な結果です。何世紀も前には速度は少しだけ遅かったですが、同じように広がりました」

「それを止めることができる壁は存在しません。このような出来事での最大のリスクの一つは、マンゾーニやボッカッチョが私たちに教えてくれているように、社会生活や人間関係が野蛮になることです」

「見えない敵に脅かされた時、その敵があちこちに潜んでいるかのように思い、人を疑い、敵だと思い込んでしまいます」

「いま、私たちには進歩した医学があり、さらに進歩し、正確になりました。貴重な財産である、社会組織と人間性を守るべく、合理的な考えを持つようにしましょう」

「それができなければ、ペストが本当に勝ってしまうかもしれません。学校で待っています」

ドメニコ・スキラーチェ

神

だいたい
こーゆう内容かと...

世界のSNSで広がり各国のメディアで取り上げられた

新型ウイルスの感染拡大が進むイタリアで「休校になったミラノの校長先生が生徒に宛てた手紙が素晴らしい！」と話題になり、日本ではそれをイタリアの友人からSNSで送られた人が自分で翻訳してネットで紹介したところ、日本でも凄まじい勢いで話題になり、さらにメディア各社が紹介して反響が大きくなったようだ。NHKによれば、この文章は、ミラノ市内の高校の校長、ドメニコ・スキラーチェさんが、学校のホームページに「生徒への手紙」として掲載したもので、各国のメディアで紹介されると、称賛とともにSNSで広がり、大きな話題になったという。

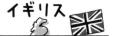

日にち **3月8日（日）ごろ** イギリス

指数関数的に感染者や死亡者が 増えるというのは、どういうことなの？

新型コロナウイルスの感染拡大でよく聞くようになった「指数関数的」のイメージを、すごく分かりやすく説明する動画がアップされ、話題になっていました。

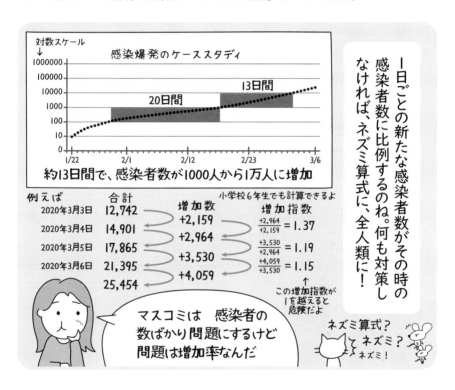

約13日間で、感染者数が1000人から1万人に増加

一日ごとの新たな感染者数がその時の感染者数に比例するのね。何も対策しなければ、ネズミ算式に、全人類に！

マスコミは　感染者の数ばかり問題にするけど問題は増加率なんだ

ネズミ算式？ ネズミ？ ネズミ！

感染者数だけではなく、増加率を見よう

スタンフォード大学数学科卒のGrant Sanderson氏が提供する、数学の基礎的概念を動画で伝える英YouTubeチャンネル「3Blue1Brown」は、中国での新型コロナウイルスを題材に感染爆発を起こす場合の指数関数的増加について分かりやすく解説。感染者数のみに目を奪われることなく「増加率」を見るべきとする。増大率15%では患者数が2万1000人であれば、61日後には1億人を超える計算となる。1918年のスペイン風邪のように全人類の27%に感染を広げないためには、集会や外出をやめ手洗いを促進し「増加率」を下げる必要があるという。

39

大変な目にあった女性クルーが、辛かった日々のことを告白していた

フジテレビ系列の「Mr.サンデー」が、乗員日記による再現ドラマを放送していました。厚労省職員の音声データも公表されましたが、ネットでは賛否両論でした。

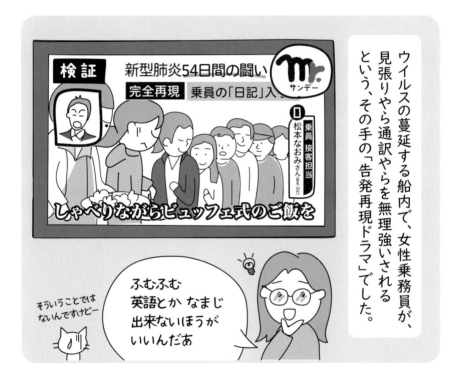

ウイルスの蔓延する船内で、女性乗務員が、見張りやら通訳やらを無理強いされるという、その手の「告発再現ドラマ」でした。

検証 新型肺炎54日間の闘い
完全再現 乗員の「日記」入手

乗員・接客担当 松本なおみさん（仮名・30代）

しゃべりながらビュッフェ式のご飯を

ふむふむ 英語とか なまじ 出来ないほうが いいんだあ

そういうことではないんですけどー

日記や音声録音をベースにした再現ドラマがSNSで議論に

3月8日（日）に放送された「Mr.サンデー SP 検証・新型肺炎54日間の闘い」のなかで、横浜港にクルーズ船が入港してからずっと日記をつけていたという女性クルー（仮名）の証言を元にしたという再現ドラマを放送。番組では、女性が英語ができるという理由で半ば強制的に感染者への通訳をさせられたり、感染の恐れのある状態に置かれたなどの状況を告発的に描いていた。SNS上では、女性クルーに同情し政府の対応に怒りを示す人もいたが、懸命に対応している厚生労働省をことさら悪者に仕立てようと番組制作側がミスリードしたという批判も散見された。

Contact Infection
接触感染

宅配便の人にボールペンを
借りないですむようにした

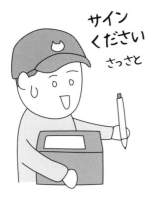

サイン
ください

さっさと

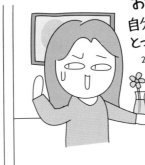

おっと...
自分のペン
とってきます

2秒程お待ちを

ちなみに...できれば、
宅配の方は、
玄関の中に入らないで
まっててくださいね
ぶつぶつ

ドアノブを拭いたり
小銭を洗ったり
そんな潔癖症のようなこと
できないよー、と思っていたけど

じゃあ、どう接触して
感染するのか

考えたらやっぱり、
手→モノ→手→口、目鼻
なんですね。

手袋を使うようにした。
外に出たら、
とにかく
顔や口を触らない。
デリバリー品も、
必ず加熱する

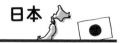

感染拡大で大変な北海道で
ずばっと判断した知事の人気急上昇

雪まつりから新型コロナの感染が広がり、大変なことになっている北海道で、若くてイケメンで将来有望な鈴木知事の言動に、全国の注目が集まっているようです。

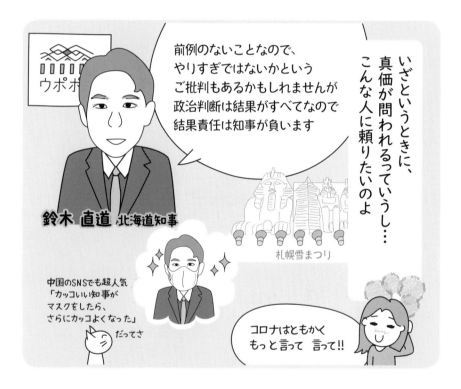

北海道の鈴木直道知事「政治判断の結果責任は私が負う」

感染者の広がった北海道では、2月28日より「緊急事態宣言」を出し外出自粛を要請。週末には道民の気も緩む中、鈴木知事は「政治判断の結果責任は私が負う」と言い切り、SNSでも支持を集めた。文春オンラインは3月9日、ジャーナリストの広野真嗣氏による"次代の総理"か"官邸の駒"か?"との知事に焦点を当てた記事を掲載。「国とのパイプを源泉にした鈴木の"情報感度"は武器になる反面、頼りすぎれば首長としての存在感は薄まる」「危機管理はその難しいバランスが問われ続ける政治家にとって、注目の第一ラウンドといえる」などと表現した。

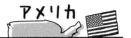
くすぶり続ける陰謀論！ 今度は生物・化学兵器の世界的権威からの情報

「新型コロナウイルスの分子にある4つの違いは、自然に起きるものではない」と、インタビューに生物・化学兵器の世界的権威・杜祖健氏が答えていました。

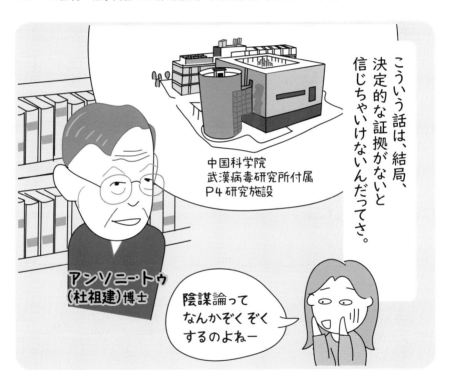

こういう話は、結局、決定的な証拠がないと信じちゃいけないんだってさ。

中国科学院
武漢病毒研究所付属
P4研究施設

アンソニー・トゥ
（杜祖建）博士

陰謀論ってなんかぞくぞくするのよねー

世界の専門家の間では、人工的なウイルスとの意見が多い

華南理工大の肖波濤教授が投稿した論文は、海鮮市場から近い武漢疾病予防コントロールセンターからウイルスが流出した可能性を指摘した。一方、生物兵器・化学兵器の権威である米コロラド州立大学名誉教授の杜祖健（アンソニー・トゥー）氏は、「同ウイルスの分子にある4つの違いは自然に起きるものではなく、世界（の専門家の間）では『人工的ウイルスだろう』という意見が多い」と述べた。また中国は1月に医学の専門ではなく陸軍の生物兵器専門を武漢に派遣しており（台湾の専門家が）P4研究施設との関係を疑っている、といった話を紹介した（Zakzak）。

日にち **3月11日(水)ごろ**   韓国

韓国のドライブスルー検査を、日本でも早くしたほうがよくない?

韓国で始まった、車に乗ったままコロナウイルスの感染検査が受けられる「ドライブスルー方式」が世界各国で話題となっていました。

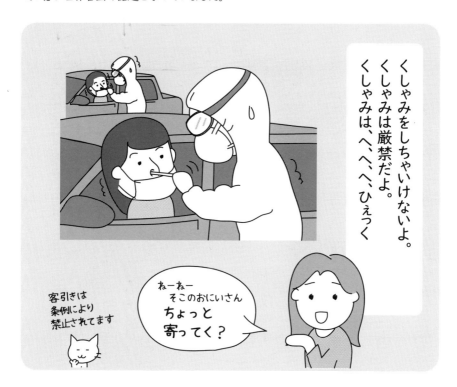

多数の先進国で評価、「ドライブスルー方式」は安全で便利

韓国の「ドライブスルー」による検査方式を肯定的に評価し導入する国が増えている。AFPは3月11日、ドイツやベルギーでの実施を伝えた。またBBCは、CBSニュースがワシントン大学医療センターでアメリカ初の検査施設をオープンしたと報道。BBCニュースは6日、ウェールズに同方式を導入したと伝え、ロンドンに設置された施設について「安全で便利だ」と報じた。オーストラリアABCニュースは10日、同日に検査施設が設置されたとし、「とても安全だ。検査結果が出るまで隔離できる」と報じた。また、AFPはドライブスルー方式の「懺悔」も登場したと伝えた。

44

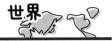

パンデミックになった？
つまり…、制御不能になった？

WHOのテドロス事務局長は、「新型コロナウイルスはパンデミックと言える」と表現し世界的な大流行になっているとして、各国に対策強化を訴えました。

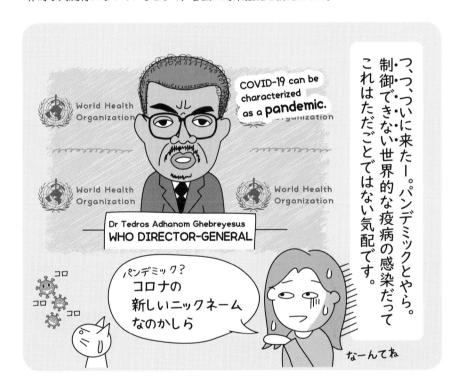

日本国内の感染状況の変化を示したものではない（厚労省）

WHO のテドロス事務局長は「私たちは感染の広がりと重大さ、対策が足りていないことに強い懸念を持っている」「新型コロナウイルスは『パンデミック』と言えると評価した」と発表。ウイルス感染が世界的な流行になっているとの認識を示した。しかし、日本の厚労省は、「WHOは世界的に感染が広がっている状況を表現したもので、国内の感染について状況に変化が起きているということではない」と述べた（NHK）。WHOはパンデミックという言葉を避けていたが多くの公的機関やメディアが表現するなか何週間も検討した末の表明だった（NATIONAL GEOGRAPHIC）。

45

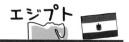
中国から旅をして、西洋科学者の知的無能を明らかにした…?

イスラム教スンナ派、サラフィー主義の広報媒体では、新型ウイルスの出現は、中国に対する「アッラーの報復」であるというお話でした。

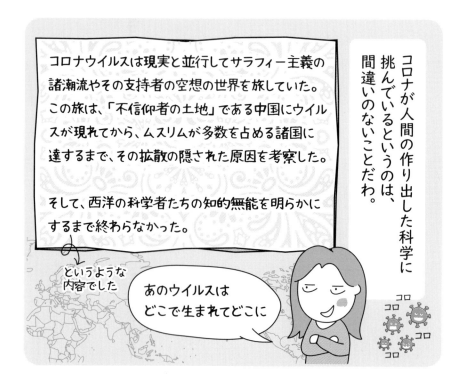

中国の隔離政策は、ウイグルで100万人を幽閉した報い

中東調査会によると2020年3月9日付『ナハール』(キリスト教徒資本のレバノン紙)は、「コロナの旅は"不信仰者の土地"から"サラフィー主義者の世界へ"と題する記事を掲載。そこには、コロナウイルスは「不信仰者の土地」である中国に現れ、ムスリム諸国に達するまで原因を考察し、西洋の科学者たちの知的無能を明らかにするまで終わらなかったとあり、またサラフィーの広報媒体が中国に対する「アッラーの報復」と論じたことなども書かれている。中国はウイグルで100万人のムスリムを幽閉した報いとして、中国人1800万人の武漢封鎖を余儀なくされた、という。

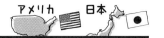
最悪の予測は、アメリカの死者は170万人、日本の死者65万人だって

アメリカで67万人以上の死者が出た1918年のスペイン風邪の研究から、もし新型コロナウイルスをコントロールできない場合には、すごい死者が出るらしいです。

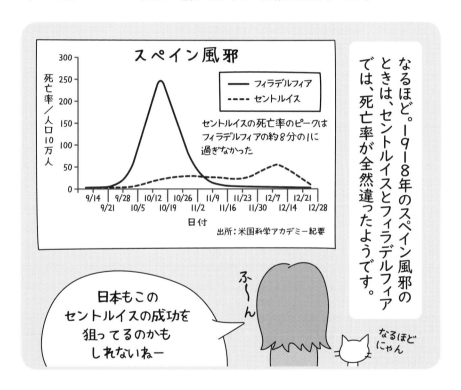

スペイン風邪

死亡率／人口10万人

フィラデルフィア
セントルイス

セントルイスの死亡率のピークはフィラデルフィアの約8分の1に過ぎなかった

日付

出所：米国科学アカデミー紀要

日本もこのセントルイスの成功を狙ってるのかもしれないねー

ふ〜ん

なるほど。1918年のスペイン風邪のときは、セントルイスとフィラデルフィアでは、死亡率が全然違ったようです。

なるほどにゃん

すぐに対策を講じなかったフィラデルフィアは悲惨な目に

在英国際ジャーナリストの木村正人氏は、CDCのシナリオ (ニューヨーク・タイムズ紙掲載) を紹介した。そのシナリオによると新型コロナによるアメリカの死者は20万人から170万人に達する可能性があり、また同氏がそのシナリオをそのまま日本に当てはめた試算では、死者7万7500人から65万8800人にも及んだ。また同紙には、1918年のスペイン風邪のアメリカでの死者は67万5000人 (CDC推定) で、当時すぐに数週間、集会場所を閉鎖したセントルイスと、対策を講じずパレードを実施したフィラデルフィアでは死亡者数に大差が出た話も掲載されていた。

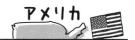
新型コロナウイルス対策には、部屋の換気や湿度が重要なわけ

新型コロナウイルスは、湿度に弱い一方で、空気中でも3時間生存し、プラスチックの表面では3日間ほど滞留するということが伝えられました。

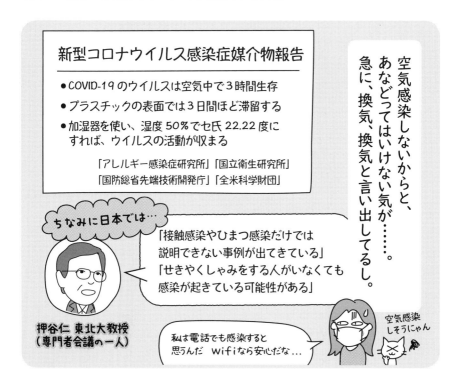

日本国内の感染状況の変化を示したものではない

日刊ゲンダイDIGITALで、3月14日、国際政治経済学者の浜田和幸氏のレポートが発表され話題となった。氏によれば、アメリカの「アレルギー感染症研究所」「国立衛生研究所」「国防総省先端技術開発庁」「全米科学財団」の委託を受けて行われた「新型コロナウイルス感染症媒介物報告書」は「COVID-19のウイルスは空気中であれば3時間、プラスチックなどの表面の場合には3日間ほど滞留する」と分析。そのため「ヒトは空気感染や媒介物による感染リスクにさらされることになる」。またこのウイルスは湿度に弱いことも判明したという。加湿器が必需品となりそうだ。

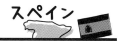

スペインで非常事態宣言、外出禁止。首相夫人にも陽性反応が出た！

新型コロナウイルスの感染者が急増しているスペインで、政府はついに外出も禁止される「非常事態宣言」を出したようです。感染者は6391人、死亡者は195人に達しています。

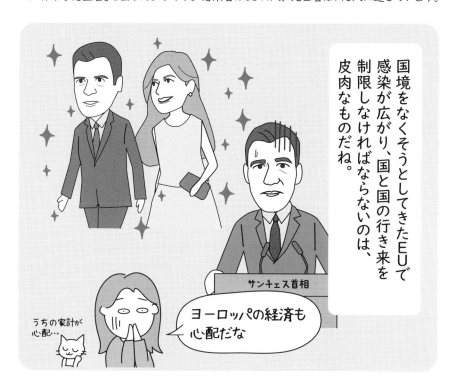

国境をなくそうとしてきたEUで感染が広がり、国と国の行き来を制限しなければならないのは、皮肉なものだね。

サンチェス首相

ヨーロッパの経済も心配だな

うちの家計が心配…

学校、レジャー施設、ホテル、レストランも閉鎖

テレ朝のニュースによると、スペインでは、3月12日には1日に増えた感染者数は900人で累積死亡者は84人だったが、14日には、感染者は1日で2000人以上増えて6391人に上り、195人が死亡したという。サンチェス首相は会見を開き非常事態宣言を発表した。期限は15日間で、必要に応じて延長するという。16日朝から生活必需品の購入や病院と職場への移動などを除いて外出は基本、禁じられる。学校も休校となり、すべてのレジャー施設やホテル、レストランも閉鎖し事実上の封鎖措置となった。またサンチェス首相の妻の感染が明らかになった。

「トイレットペーパーがなくなる」というデマは、デマじゃなかった

その発端はネット上での「ある噂だった」と、トイレットペーパー買い占め騒動をメディア各社が報道しました。ニュースを見てスーパーに行きましたがすでに売り切れでした。

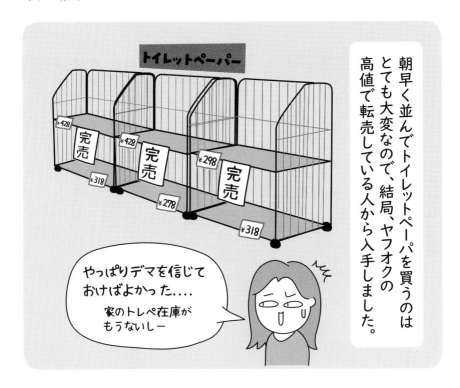

トイレットペーパー

¥428 ¥428 ¥298

完売 完売 完売

¥318 ¥278 ¥318

朝早く並んでトイレットペーパを買うのはとても大変なので、結局、ヤフオクの高値で転売している人から入手しました。

やっぱりデマを信じておけばよかった....
家のトレペ在庫がもうないしー

地方の買い占めをメディアとSNSが全国に拡散

2月28日、毎日新聞は、「トイレットペーパーの不足が予測されている」といった「デマ」がツイッターに書き込まれ、熊本県内の小売店でトイレットペーパーの買い占めが相次いでいると報じた。このような報道を読者や視聴者がSNSで拡散。岡田官房副長官は、通常通りの供給・生産ができているとして買い占めや転売をしないように国民に呼びかけたが、トイレットペーパー不足は全国に波及した。その後も同様の報道は連日続き、空になったスーパーの映像が流された。「デマを見抜いた人も行列に加わる皮肉」（3月16日、プレジデントオンライン）との記事も出ている。

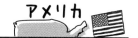
パンデミックと言われる前から、トランプさんは、そう感じていたそうだ

トランプ大統領は、新型コロナウイルスの感染拡大について、「パンデミックと呼ばれるずっと前から、私はこれがパンデミックであると感じていた」と述べたそうです。

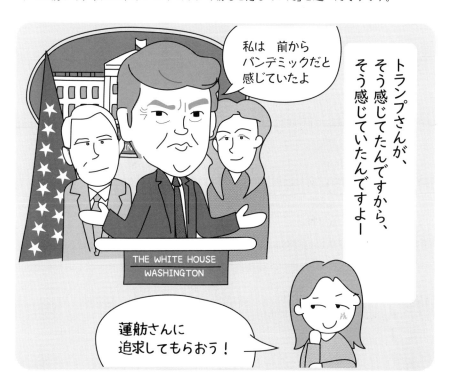

「脅威を過小評価してきた」との批判をかわす狙いか

WHOは、3月12日にコロナウイルスの感染拡大を「パンデミックの状態」と表現したが、15日の記者会見でトランプ大統領は「感染しやすいウイルスだが、私たちはうまくコントロールできている」と言っていた。だが16日の記者会見では「世界中のどの国もコントロールできていない」と言い、17日の記者会見では「パンデミックと呼ばれるずっと前から、私はこれがパンデミックであると感じていた」と述べたという。楽観的発言が目立っていたが、アメリカ国内の状況が深刻化するなか「脅威を過小評価してきた」との批判をかわす狙いがあるとみられる（朝日新聞）。

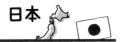

「ウイルスばらまく」とフィリピンパブに行った男性が、死んじゃった

3月4日に陽性反応が出ていた愛知県の蒲郡市の50代の男性が、その後、パブなどに行き、問題になっていましたが肺炎で死亡したそうです。

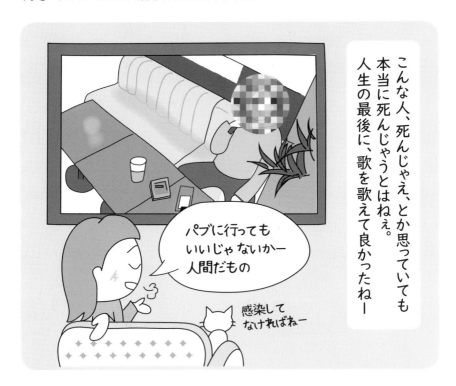

濃厚接触した女性は陰性、接触していない女性は陽性

報道によれば、男性は、家族2人が陽性と判定されたため自宅待機を求められ、3月4日に感染が判明した後に「ウイルスをばらまいてやる」と息子に言って市内の居酒屋で飲んでからフィリピンパブに営業時間前に入ったという。防犯カメラの映像も公開された。フィリピンパブで男性を接待した女性従業員は感染していなかったが、男性の座っていた席を後に利用した別の従業員女性が感染していた。この男性には持病があり、3月18日に、入院先の医療機関で死亡した。愛知県警は、偽計業務妨害罪などに当たる可能性があるとして経緯を調べていた。

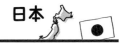

やばいよ。1時間567(コロナ)円で、飲み放題のお店が大盛況してる！

コロナ騒動で自粛ムードが広がる中、客足が遠のいて苦しんでいる居酒屋が打ち出した「567(コロナ)円をぶっ飛ばせ！」といった企画が大当たりしているらしいです。

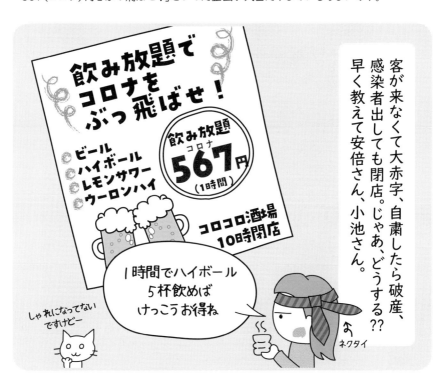

連日満員で、半数近くに減っていた客が今は倍増

東京、池袋にある居酒屋「いづも池袋」が「567(コロナ)円をぶっ飛ばせ！」という1時間飲み放題プランを打ち出して大盛況となっており、入店待ちの客が外に溢れるほど並んでいる様子がテレビで報道された。連日満員で、これまで自粛の要請で半数近くに減っていた客が、この企画を始めて倍増しているという。「567(コロナ)円をぶっ飛ばせ！」はその後全国に広まり、3月18日にはさまざまな店の企画が報道で取り上げられた。SNSの反響は肯定的なものも多く「攻めてる」「こんな感じで笑って吹き飛ばしてやりたいですね！」「こういうお店嫌いじゃない」などもあった。

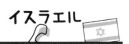

日にち **3月18日（水）ごろ**　　イスラエル

イスラエル情報機関が動いて、市民監視を始めているんだって！

イスラエルでは、公安警察組織のシンベト（Shin Bet）が、スマートフォンなどの位置情報を用いて感染を追跡するための「市民の行動監視」が合法化されたそうです。

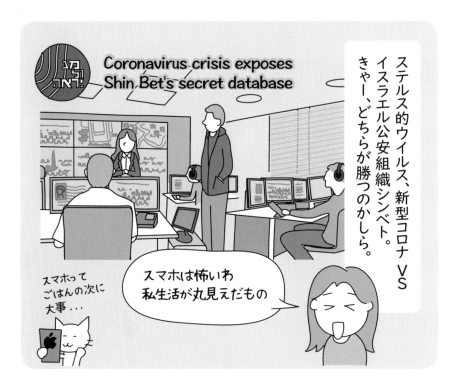

サイバーテクノロジーを感染者の隔離や追跡に使用

イスラエルのメディア、ハアレツ（Haaretz）は、イスラエルのベンジャミン・ネタニヤフ首相が3月14日に「新型コロナウイルスの感染拡大阻止に向け、あらゆる手段を講じていく」と宣言したことを、Forbesが3月26日に報じた。首相は「これまで市民社会への適用を控えてきたテクノロジーやデジタル技術の利用も検討していく」と述べた。イスラエル政府は、従来はテロ防止に用いてきたサイバーテクノロジーを人々の隔離や感染者の追跡に用いるという。

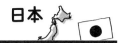

医師が判断しても、検査拒否。
不適切事例が290件もあるという

何日も熱が出ても苦しんでも保健所で門前払いされて検査もしてもらえない、そんなケースが医師会から報告されて、政府の対応に批判が高まっています。

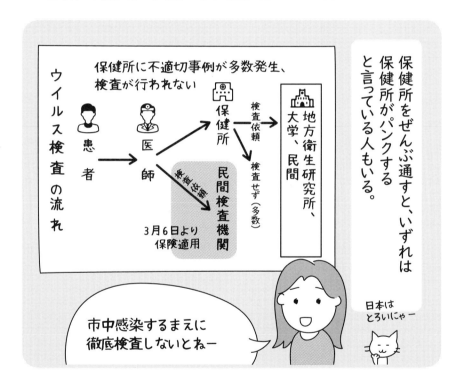

ウイルス検査の流れ

保健所に不適切事例が多数発生、検査が行われない

患者　医師　保健所

民間検査機関
3月6日より保険適用

検査依頼　地方衛生研究所、大学、民間

検査せず（多数）

保健所をぜんぶ通すと、いずれは保健所がパンクすると言っている人もいる。

市中感染するまえに徹底検査しないとねー

日本はとろいにゃー

PCR検査、1日7500件できるというが1000件台

政府は新型コロナ緊急対応策として、3月11日にPCR検査態勢を強化するとし、民間検査機関等への検査設備の導入を支援して3月中に1日最大7000件程度に拡大させるため、迅速ウイルス検出機器の3月中の利用開始を目指すとした。しかし日本医師会は3月18日の定例記者会見で、PCR検査について医師からの依頼を保健所に拒否される不適切な事例が、全国で少なくとも290件あったと発表した。釜萢常任理事は「余力がないというのがその背景にあるようだ」と述べた。加藤厚労相は、3月15日現在では1日に7500件以上のPCR検査ができると説明しているが、保険が適用された6日以降も、1日わずか1000件台で推移しており批判があいついでいる。

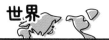
セリエAだったり、NBAだったり。
コロナがスーパーヒーローたちを汚染

あのセリエAでも選手に11人ものコロナの陽性が出たので、クラブ医師が練習の自粛を勧告して、ユベントス対インテル戦も無観客試合で行われたそうです。

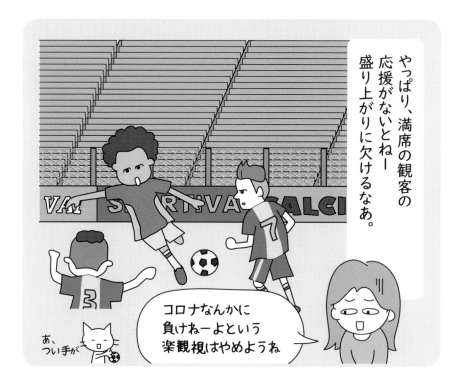

サッカー、バスケットの超有名プレーヤーも感染

イタリアのプロサッカーリーグのセリエAでは、3月11日に、ユベントスの、ダニエル・ルガニの陽性が判明。その後、サンプドリアで5名、フィオレンティーナでも2人の感染が発表された。ドイツのプロサッカーリーグのブンデスリーガでも、3月11日と12日に2人の感染が明らかになり、アメリカでは男子プロバスケットボールリーグのNBAで、3月11日から19日までに5人の選手やコーチの感染が発表された。日本では、2月下旬から3月上旬にかけて、イギリス、オランダ、アメリカを訪れていた日本サッカー協会の田嶋幸三会長の陽性が3月17日に判明した。

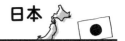
日にち **3月22日（日）ごろ**

格闘技の「K-1 WORLD GP」が、イベントを強行開催してしまった

国や埼玉県からイベントを自粛するように要請されていた格闘技イベントが強行されました。主催者は、観客の検温や換気、連絡先の把握などの努力をしていたそうです。

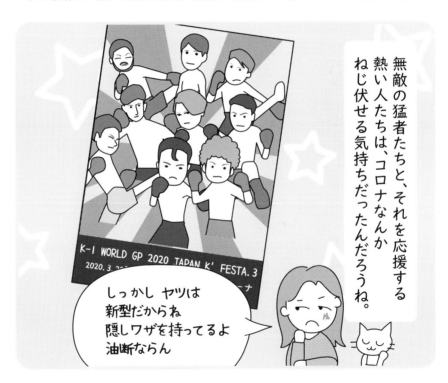

会場費用の返還も伝えたが、主催者側は受け入れず

さいたまスーパーアリーナで開かれる予定の格闘技の「K-1 WORLD GP」のイベントについて、3月21日、西村経済再生担当相は県を通して自粛を促した。また大野知事も開催当日に現地を訪問した。主催者側は、マスクの配布や消毒液の配置、入り口の開放による換気、入場時の検温、席数の削減などで対応し、万一、入場者から感染者が出た場合に備えてチケットの半券に連絡先などを記載するよう対処したようだ。会場には約6500人が訪れた。（この会場は県の出資する運営のため）県は会場費を返還する条件を伝えたが、主催者側は中止しなかったという。

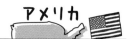

スーパーモデルのナオミ・キャンベルが、とてもとても怒ってた!!

清潔好きで知られるスーパーモデルのナオミ・キャンベルが、ビーチで遊んだりしている人たちに怒って、STAY HOME!!（家にいて）と叫んでいました。

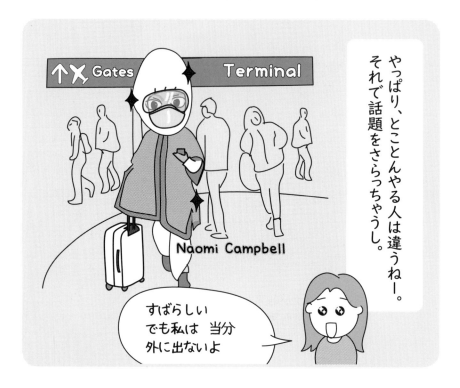

コロナ対策には、除菌、手袋、マスク、防護服で移動

3月13日にイギリス出身のスーパーモデル、ナオミ・キャンベルが公開した動画には、全身防護服に包まれ、ゴーグルにマスク、手袋という新型コロナウイルス対策で空港に向かうシーンが収められており話題となった。「飛行機などに乗って移動する必要がある場合、これが私にとって安心できる旅の仕方」（HAFU POST）。その後、厳戒態勢にも関わらず、パリのシャンゼリゼ通りやフロリダのビーチに集まる人々に激怒。「あなたたちは何も理解していない。お願いだから家にいて、これはジョークではないのよ」と怒りをにじませたという（ENCUNT）

ドイツ各地では、若者たちが、自粛の要請に全く従わないらしい

一部州で外出制限の導入が決まったドイツでは、不要不急な人との接触の自粛が求められているが、大勢の若者が屋外でパーティーなどを開く事態が続出している。

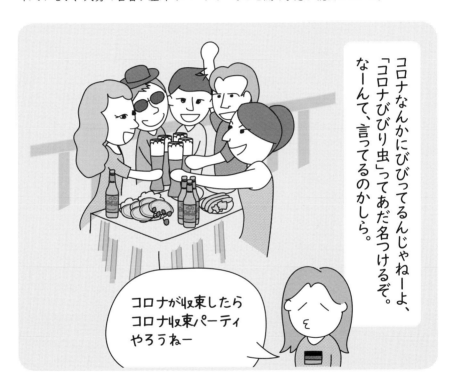

若者は重症化しにくいという認識が危機感を希薄化させた

ドイツのブラウン首相府長官は、3月20日のシュピーゲル誌（電子版）に対し、「明日の21日土曜日がとても重要だ」と述べた。同誌によるとドイツでは自粛要請に従わず大勢の若者たちがパーティーを開催。学校が休みであることに加え新型コロナウイルスで若者は重症化しにくいという認識が、こういう行動に拍車をかけていると考えられている。ベルリン中心部の公園では休校開始に合わせ学生ら数百人が集まったが通報を受けた警察が駆け付けて解散させた。また、南部バイエルン州で100人近くの若者が公園に集まり大音量で音楽をかけるなどが報告されたという。

59

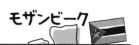

感染者はたった1人、死者なしでも、国民は戦々恐々としているとか

アフリカ大陸南東部にあるモザンビークで1名の感染者が見つかりましたが、それに先立って、かなり厳しい感染拡大予防策が予定されていたようです。

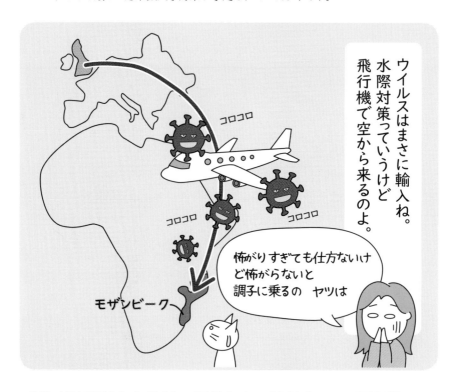

感染者確認前から休校、国外からの渡航者14日間隔離

モザンビークの保健相は、3月22日、イギリスから帰国したモザンビーク人1人の感染を確認したと発表した。この発表に先立ち、3月20日、フィリペ・ニュシ大統領は新型コロナウイルス感染拡大予防対策を発表しており、幼稚園から大学までの教育機関の休校、国外からの渡航者に対する14日間の隔離、50人以上のイベントの禁止、公的・私的機関に対する感染予防努力の義務付け、新規の短期査証の発給停止などを盛り込んでいた。また国際空港発着便の一時停止と減便も相次いで発表されていた（ジェトロ）。同国ではHIVやAIDSの蔓延も問題となっている。

ペルー

230人もの日本人が南米のペルーに、取り残されたもよう

NHKのニュースで、国際便の運航が停止され230人の日本人観光客が出国できなくなったそうです。足止めされた人は「一刻も早く帰国できれば」と話していました。

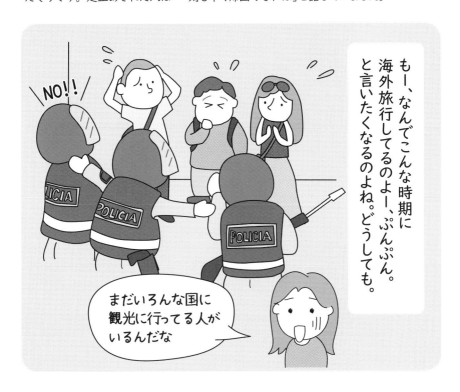

ホテル周辺は、警察官と兵士がパトロール

外務省によれば、ペルーでは3月15日に新型コロナウイルスに関しての緊急事態宣言が出され、水際対策として国際便の運行を停止。現地滞在の日本人観光客、約230人が出国できない状態になった。ツアー客に感染の疑いがあったことによりホテルからの外出が制限され、ホテル周辺は、警察官や兵士らがパトロールしていたという。ペルーの日本人大使館が、邦人観光客の帰国のための航空機手配を試みたが19日には便が手配できなかった。ある女性は「ツアー客のなかには80代の人もいる。政府は早く帰国できるようペルーに働きかけてほしい」と語った（NHK）

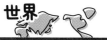

日にち 3月23日（月）ごろ

命をかけて戦う医療関係者に、
いろいろな方法でエールを送っていた

世界の各地で医療関係者を応援しようという試みが増えてきました。エールの送り方も手を振ったり拍手したり歌ったり踊ったり楽器を奏でたりと国によってさまざまです。

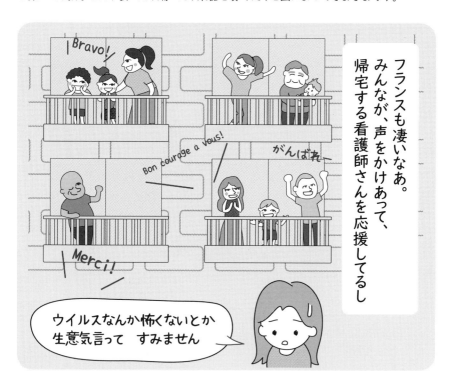

みんなで看護師さんのモチベーションを高めよう!!

台湾では新型コロナウイルスの対応で負担が増大している医療関係者を応援しようと3月9日、台鉄が、医療従事者を対象に弁当の割引サービスを開始。また大手スーパーはコーヒーを無料で提供した（フォーカス台湾）。インドでは自宅隔離が求められている住民らがバルコニーから拍手やベルを鳴らして医療関係者を応援（CNN）。フランスでも、夜仕事帰りの看護師に住民の一人が「みんなで看護師さんのモチベーションを高めよう」「新型コロナによる死者が出ないことを祈ろう」言うと一斉に住民たちがバルコニーから拍手を送り音楽を奏でる動画がアップされた（AFP）.

Social Distance
社会的距離

最近なんだか人が怖い

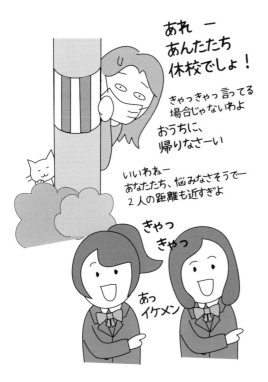

あれ ー
あんたたち
休校でしょ！

きゃっきゃっ言ってる
場合じゃないわよ

おうちに、
帰りなさーい

いいわねー
あなたたち、悩みなさそうでー
2人の距離も近すぎよ

きゃっ
きゃっ

あっ
イケメン

久しぶりに一瞬だけ
外に出てみたけど、
通り過ぎる人たちと
近ずくのが怖いです。

空気感染はしない
ということだけど、
わずか2ヶ月で世界各国の、
小さな国まで感染させる
ヤツですから、
同じエレベーターに乗っただけ、
わずかな時間話しただけで
感染ったというのも
納得できます。

小池都知事が懸命に訴える、「この3週間が大変重要な分かれ道」

小池都知事は「オーバーシュート」を恐れていますが、都民のなかには、それほど深刻に考えない人も多いようです。「経済を殺すな」と怒っている人もいます。

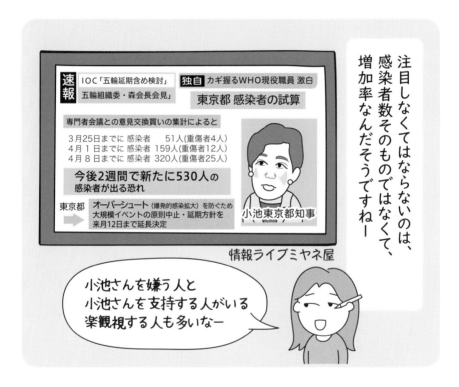

速報 IOC「五輪延期含め検討」
五輪組織委・森会長会見

独自 カギ握るWHO現役職員 激白

東京都 感染者の試算

専門者会議との意見交換買いの集計によると

3月25日までに 感染者　51人(重傷者4人)
4月1日までに 感染者 159人(重傷者12人)
4月8日までに 感染者 320人(重傷者25人)

今後2週間で新たに530人の感染者が出る恐れ

東京都 → **オーバーシュート**（爆発的感染拡大）を防ぐため
大規模イベントの原則中止・延期方針を
来月12日まで延長決定

小池東京都知事

情報ライブミヤネ屋

小池さんを嫌う人と
小池さんを支持する人がいる
楽観視する人も多いなー

注目しなくてはならないのは、感染者数そのものではなくて、増加率なんだそうですねー

小池知事が懸念する感染爆発と医療崩壊。反対意見も

3月22日現在、イタリアは感染者数5万3578人、死亡者数4825人に達し壮絶な医療崩壊を迎えている。東京都の小池知事は3月23日、記者会見で「都市封鎖を避けるためご協力を」と述べた。知事が懸念するのは病床不足による医療崩壊だ。一方、3月24日のダイヤモンド・オンラインは、中央大学大学院教授で医師の真野俊樹氏の「日本では医療崩壊は起きないと考えている」との見解を掲載。「日本で死者激増の可能性は低い」「日本は、医師数や病床数に余裕がある」「諸外国ではホテルを病床に使う話まで出ているが、日本の優位はゆるぎない」などと主張した。

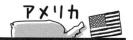
アメリカ

ジョンズ・ホプキンス大学が、新型コロナのことを予言していた！！

アメリカのジョンズ・ホプキンス大学が、2018年にまとめた報告書「パンデミック病原体の特徴」は、新型コロナウイルスのパンデミックを予測していた？

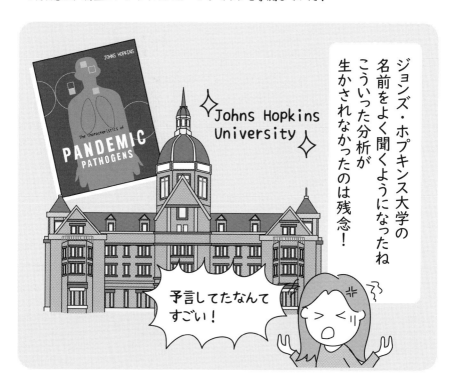

Johns Hopkins University

ジョンズ・ホプキンス大学の名前をよく聞くようになったねこういった分析が生かされなかったのは残念！

予言してたなんてすごい！

呼吸器系、症状は軽いが、感染力のあるコロナに注意

日経新聞によると感染症研究で有名な米ジョンズ・ホプキンス大学が2018年に出した「パンデミック病原体の特徴」という報告書の内容が十分に生かされず対応が後手に回っているという。同報告書には、「コロナウイルスなどに注意を」とあり「呼吸器系に感染して広がるウイルスで症状が軽いのに感染力があるものが特に危ない」と警鐘を鳴らしていた。また「変異しやすいRNAウイルスが危ない」「さまざまなタイプの抗ウイルス薬やワクチンの開発を重点的に進めるべき」「政治的意図でリストアップされたウイルスにこだわってはいけない」との記述もあったという。

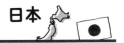
東京五輪の開催が、2021年の夏まで、1年延期されることが決まった

安倍首相は必ず今年開催すると言っていたオリンピックですが、新型コロナがヨーロッパで感染爆発していることもあり、1年延期することになりました。

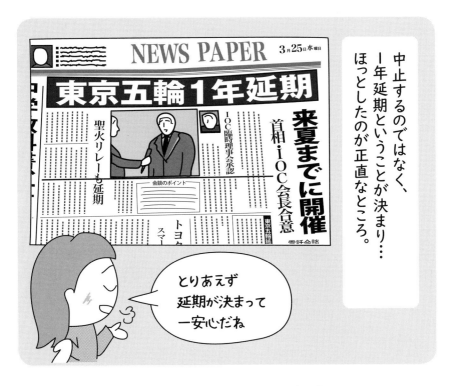

中止するのではなく、
1年延期ということが決まり…
ほっとしたのが正直なところ。

とりあえず延期が決まって一安心だね

スポーツ界にとって、これほどの大決断は初めてかも

安倍首相は東京五輪について、IOCのバッハ会長と協議の結果「1年程度」延期し遅くても来年夏までに開催することで合意したと発表した。BBCのダン・ローアンスポーツ編集長は、「平時のスポーツ界にとって、これほどの大決断は初めてかもしれない」とした上で、「準備だけで約1兆3000億円費やしている巨大イベントを組み立て直すという、誰もやりたがらない厄介な役目を負うIOCと日本は、もっと時間をかけて次の動きを検討したいと思っていた。日本にとっては大打撃だ。日本は、今後ますます資金を使わなくてはならなくなった」と解説した。

スペイン帰りの10代女性が、検査結果が出る前に帰っちゃった

　3月20日スペインから帰国し成田空港でPCR検査を受け待機要請を指示されていたにもかかわらず、沖縄に帰った10代の女性に21日に陽性反応が出てしまいました。

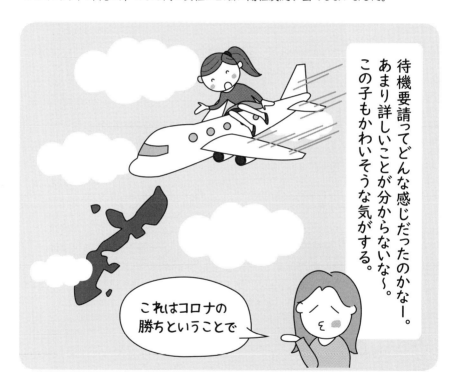

厚生労働省は、検疫法に抵触する行為だと判断

新型コロナウイルスに感染したことが判明した沖縄在住の10代の女性は、3月13日から20日までの日程で家族や親戚6人でスペインを旅行。検査結果が出るまで待機要請を受けていたが、従わず沖縄に移動し自宅に帰っていた。沖縄県教育委員会の平敷教育長は「臨時休校の趣旨に沿った理解が足りないということがあったのは非常に残念」とコメントした（琉球朝日放送）。一方、厚労省は23日、PCR検査中に成田空港を離れたことについて「検査自体を拒んだとも解釈できる」と述べ検疫法に抵触する可能性があるとした。インターネットではこの家族への批判が相次いだ。

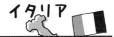 イタリア

外出すると、「火炎放射器を持った国家治安警察隊を送る」そうだ

ロックダウン（外出や移動の制限）をしている最中のイタリアで、命令を無視して卒業パーティーをしていたことが発覚し、怒った知事がぶっそうな発言をしました。

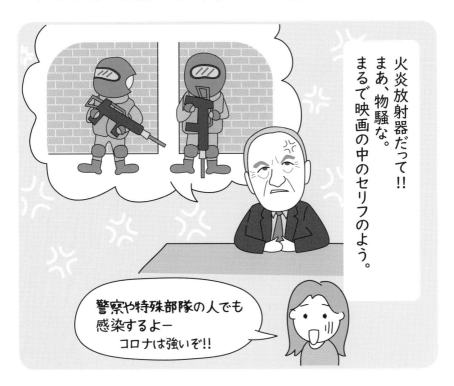

火炎放射器だって!!
まあ、物騒な。
まるで映画の中のセリフのよう。

警察や特殊部隊の人でも感染するよー
コロナは強いぞ!!

ロックダウンしても規則を無視して外出する若者がいる

3月25日のロイター通信によると、イタリアは新型ウイルスの感染拡大で、厳しいロックダウン措置が課されているが、それでもなお規則を無視して外出している人がおり、自治体の長らが激怒しているという。カンパニア州のデ・ルカ知事は「卒業パーティーをやっている者がいるという知らせを受けた。火炎放射器を持った国家治安警察隊を送る」と言い放った。グアルドタディーノのプレシュッティ市長は「どこへ行こうというんだ。ATMに並んだりするつもりか。家にいろ。1日に400人以上も死んでいるんだぞ。本当に死んでいるんだ！」と怒ったという。

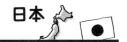

議論の末、「ホリエモン祭 in 名古屋」が強行されてしまった

2月26日からイベント自粛が要請されるなか、感染者の多い愛知県でホリエモン祭が開催されました。ホリエモンさんはYoshikiさんのツイートを圧力と感じていたようです。

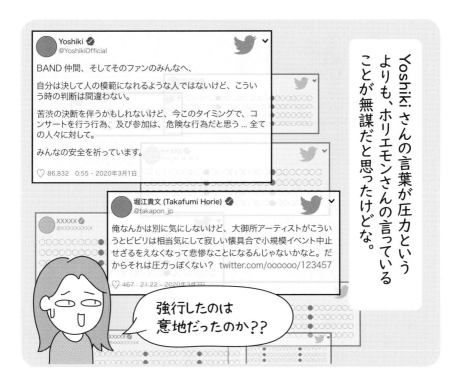

Yoshiki ✔
@YoshikiOfficial

BAND 仲間、そしてそのファンのみんなへ、

自分は決して人の模範になれるような人ではないけど、こういう時の判断は間違わない。

苦渋の決断を伴うかもしれないけど、今このタイミングで、コンサートを行う行為、及び参加は、危険な行為だと思う…全ての人々に対して。

みんなの安全を祈っています。

♡ 86,832　0:55・2020年3月1日

堀江貴文 (Takafumi Horie) ✔
@takapon_jp

俺なんかは別に気にしないけど、大御所アーティストがこういうとビビりは相当気にして寂しい懐具合で小規模イベント中止せざるをえなくなって悲惨なことになるんじゃないかなと。だからそれは圧力っぽくない？　twitter.com/oooooo/123457

♡ 467　21:22・2020年3月3日

Yoshiki さんの言葉が圧力というよりも、ホリエモンさんの言っていることが無謀だと思ったけどな。

強行したのは意地だったのか？？

山中教授、「やりすぎというくらいの対策をすべき」

3月22日、賛否両論の議論となっていた「ホリエモン祭 in 名古屋」が開催された。アエラによると、ロックバンドの「X JAPAN」のYOSHIKIさんはコンサート自粛を再三呼びかけ、3月11日には京都大学の山中伸弥教授とネットで緊急対談。山中教授も自粛について「やりすぎというくらいの対策をしてエビデンスを集積。やりすぎだったところは改めるような先手先手が必要」と意見した。一方、医療ガバナンス研究所理事長の上昌広医師は、「厚生労働省はクラスター感染が出ていても蔓延は認めていない。蔓延していないところでの自粛は経済的なデメリットしかない」と話した。

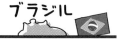

ブラジル大統領が、日本の花見を 映した動画を、ツイッターに投稿

新型コロナウイルスの感染拡大が続いているブラジルで、ボウソナロ大統領は、日本を引き合いに出したツイッターを投稿し、物議を醸していました。

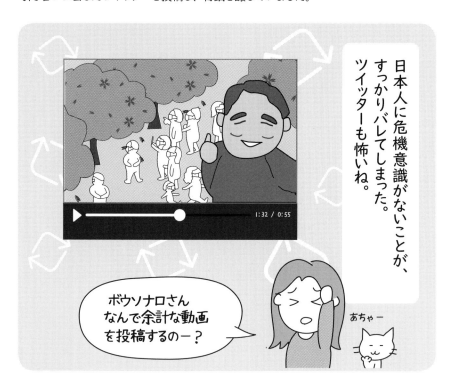

コロナウイルスは軽い風邪で、マスコミが煽っているだけ

ブラジル日系紙のニッケイ新聞は、ブラジルのボウソナロ大統領が3月22日に、自分の公式ツイッターに意見を投稿し「この状況でも日本人は満開の桜を楽しんでいる」とのテロップを入れた、上野公園の様子の動画を紹介したと伝えた。また大統領は、24日の政見放送で「知事や市長たちが公共交通を止め、商店閉鎖、大量隔離を進めたが、コロナウイルスは軽い感冒に過ぎない。マスコミが煽っているだけ」などと主張した。一方、ブラジルの保健相は20日、「来月末には医療システムが崩壊し、治療を受けられない人が増えるおそれがある」と懸念を表明していた。

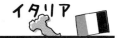
感染が止まらない—。
聖職者も次々と倒れています

医療も追いつかず、次々と死者が出ているのに、外出する人がいるので、罰金が35万円になりました。また、神父さんも次々と倒れています。

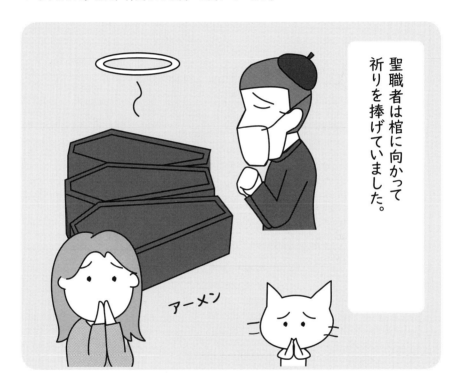

聖職者は棺に向かって祈りを捧げていました。

アーメン

イタリアの死者は世界最多に。聖職者も67人死亡

3月25日、イタリアの新型コロナウイルスの感染者数は6万9176人、死者は世界最多の6820人に及んでいる。感染拡大に歯止めがきかないことを受けイタリア政府は24日、外出禁止の違反者への罰金を35万円に引き上げると明らかにした。3月26日のAFPによれば、同日までに計67人の聖職者がこの感染で死亡したと、カトリック系日刊紙 Avvenire の報道を伝えた。ローマ・カトリック教会のフランシスコ教皇は、3月10日、感染が拡大するなか、新型コロナウイルスによって病気になった人々に「会いに行く勇気を持つ」よう呼びかけていたという。

71

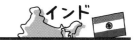
警官が若者を平手打ちしていた。
配達業者さんも棒でボコボコに

インドで全土のロックダウン（封鎖）が始まったようです。突然の外出禁止に多くの人は
ためらっています。道路で取り締まっている警官が暴力を振るっています。

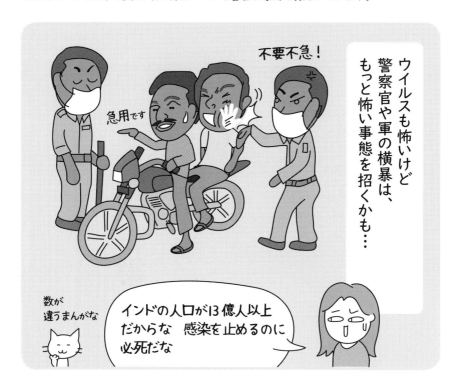

検査数少なく医療体制が脆弱のため、政府の危機感が強い

インド政府は、3月25日から新型コロナウイルスの感染拡大を防ぐために全土を封鎖した。封鎖
は21日間の予定。急な決定と実施のために家に帰りそびれた人もいるという（BBC）。「家から出
ないでください」と警察官が拡声器で叫ぶ。インドのウイルス検査数は他国より少なく実際の感
染者ははるかに多いとみられている。医療体制は脆弱でオーバーシュート（爆発的な感染拡大）も
懸念されており政府の危機感は強い（毎日新聞）。YouTubeには、スクーターに乗っていた若者
らが警察官に平手打ちをされる様子や宅配業者が棒で叩かれるものも投稿されていた。

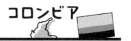

強制自宅待機の違反者には、4年から8年の禁錮刑や罰金だそう

中南米諸国は、次々と国境封鎖を発表しているようです。コロンビアでは、外出禁止の違反者は、4年から8年の禁固刑や罰金になるようです。

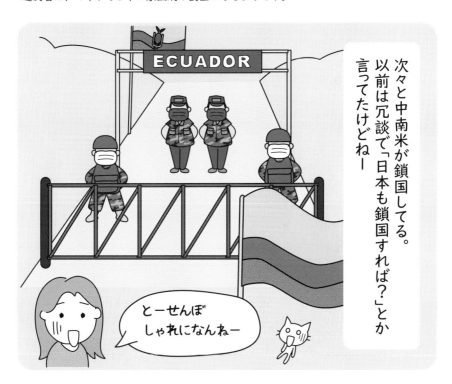

次々と中南米が鎖国してる。以前は冗談で「日本も鎖国すれば？」とか言ってたけどねー

とーせんぼ しゃれになんねー

最初の感染者から3〜4週目を重視して全土の移動制限

コロンビアのイバン・ドゥケ大統領は3月20日、3月25日から4月13日までの19日間、国内全土で強制自宅待機措置を実施すると発表した。強制自宅待機期間中、34の例外に該当する場合は外出が認められている。なお違反者には、4〜8年の禁錮刑や罰金が課されるという。（ジェトロ）。中南米諸国が相次いで国境封鎖などの措置を強化。すでにエクアドルも国境を封鎖済み。ペルーのビスカラ大統領も3月15日、国境を封鎖し、航空・海上輸送を停止すると発表。パナマは、3月16日に国民と海外出身の居住者以外の入国を禁止すると発表した（Newsweek）。

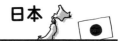

お茶目な昭恵さんが、お花見した らしいことが、すごい騒ぎになった

安倍首相の奥様、昭恵さんが、桜を背景に写っている写真が、なんと「週刊ポストの電子版」で日本中に拡散されてしまいました

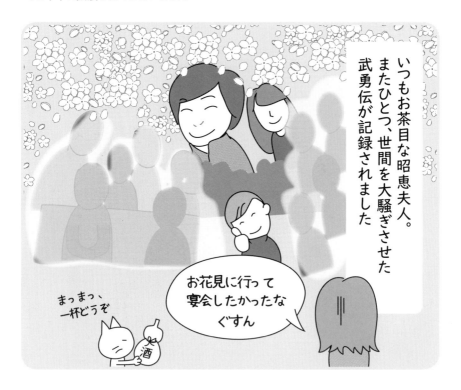

13人の男女が笑顔で肩を寄せ合った私的な花見を見る会

3月26日、週刊ポストは、安倍昭恵総理夫人が、ライトアップされた七分咲きの桜をバックに13人の男女が笑顔で肩を寄せ合い、その中心に写っている写真を、ニュースサイト「NEWSポストセブン」に掲載した。新型コロナウイルスの感染拡大を受け、全国各地で不要不急の外出や会合の自粛が求められるなかで明らかになった昭恵夫人の奔放な行動。それに対する安倍首相の「花見ではない。問題ない」という答弁で、果たしてどれだけ国民の理解が得られるのか(NEWSポストセブン)。国会でも取り上げられ、国民からも手厳しい批判が巻き起こった。

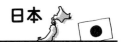
せんだみつおさんのコメントって、やっぱり炎上商法かい

タレントのせんだみつお氏が、フジテレビ系「直撃LIVE グッディ！」で、体調が悪くない限り「自粛はしない」と発言して、ネットでは大バッシングが起こりました。

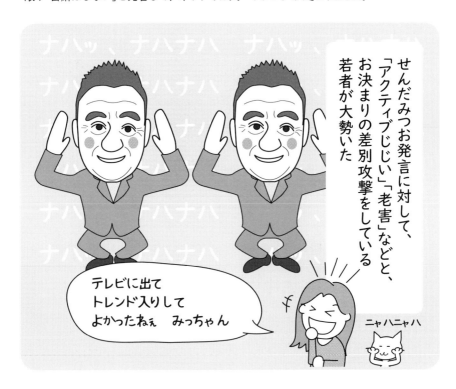

ヤフーのトレンドランキングでも上位に

小池都知事が週末の外出を自粛するよう要請したことに対し、3月27日、「直撃LIVE　グッディ！」の取材に応じVTR出演したタレントのせんだみつお氏は、「自粛するって何を自粛するんですか？」「熱があってだるかったら自粛しますよ」「それまでは自粛は絶対しません」などとコメント。ネットでは批判が相次ぎ、ヤフーの「トレンドランキング」でも上位にランク入りした。これを受けて、せんだみつお氏は所属事務所を通じて謝罪。娘でタレントのせんだるか氏も、自身のツイッターで「いま38年間で1番キレています私」などと書いて謝罪した。

日にち **3月27日（金）ごろ** 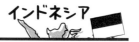 インドネシア

大統領のお母さんの葬儀なら、たくさん人が集まってもいいの!?

インドネシアのジョコ・ウィドド大統領のお母様の葬儀に、数多くの閣僚らが集まったことが、大統領の美談を台無しにしたらしいということです。

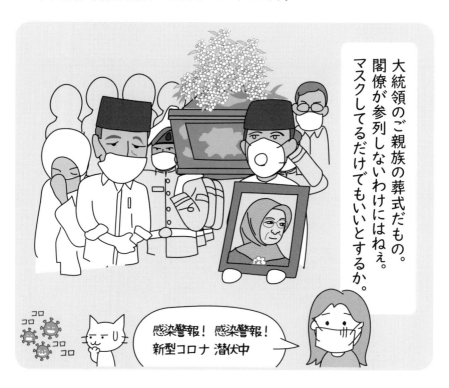

葬儀のテレビ映像には、続々と集まる閣僚たちの姿が

PanAsiaNewsの大塚智彦氏によると、インドネシアのジョコ・ウィドド大統領の母の葬儀が物議を醸しているという。ジャカルタは3月20日に「緊急対応策」を発表。在宅勤務要請、公共交通機関の運行制限を実施していた。そのような中、大統領は閣僚に「母の葬儀に参加しなくていい。職務を続けて」と言ったという美談が好意的に受け取られていた。しかしニュースは続々と葬儀場に集まる閣僚たちの姿を放映。国民に厳しく特権階級に甘い対策が露呈した。インドネシアでは一般人の結婚式場に自治体当局者が訪れ結婚式を中断させる報道もあったという（JBpress）。

外出禁止令違反で、約10日間に約2万1000人の市民を逮捕

4月12日まで国境封鎖し、日本人の観光客230人が出国できなくなっているペルーでは、外出禁止令に違反して逮捕者された人は、2万1074人に及んでいるということです。

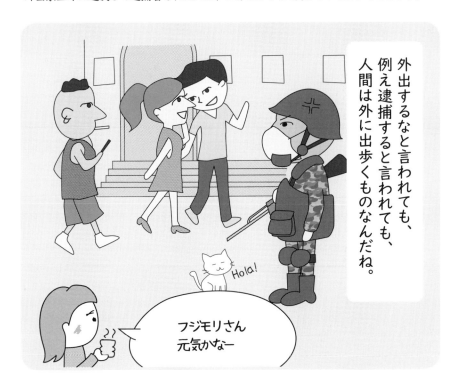

外出するなと言われても、例え逮捕すると言われても、人間は外に出歩くものなんだね。

Hola!

フジモリさん元気かなー

違反者は逮捕、3月17日から4月12日まで国境は封鎖

南米ペルーのマルティン・ビスカラ大統領は、3月26日に、17日から導入している緊急事態宣言による15日間の国境封鎖と強制外出禁止令、ならびに18日に発令した強制夜間外出禁止令を、13日間延長する緊急令を布告したという。3月26日時点での外出禁止令違反による逮捕者は全国で2万1074人に及んだ。ペルー国内の感染状況は、3月26日時点で580人、入院者数58人、集中治療室入室患者数14人(13人が人工呼吸器装着)。死者数は9人(日経新聞)。感染者が増加傾向にある地域での強制夜間禁止令の開始時間を検討。4月12日まで国境封鎖するという。

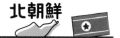

「感染するか、飢えるか、どちらも絶望」そんな手紙が届いたらしい

あいかわらずミサイルを発射している北朝鮮。新型コロナウイルスの感染はないとしていますが、韓国に一通の手紙が届いたという話がありました。

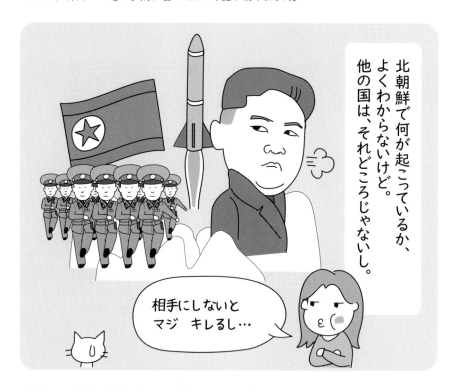

平壌・新義州地域に伝染病が広がり非常に深刻とも

デイリーNKジャパンは、新義州の地下教会信徒から、韓国の対北宣教団体に送られたという手紙について朝鮮日報が報じたことを伝えた。その手紙には「平壌・新義州地域に伝染病が広がり、状態が非常に深刻だ」「飢え死にするか、伝染病にかかって死ぬか、どちらも同じ絶望状態」などと書かれていた。北朝鮮は新型コロナの感染者は発生していないとしている。しかし中朝の国境封鎖で飢餓に耐えられず女性が焼身自殺する出来事もあったようだ。感染者が拡大していると予測されるなか、北朝鮮は3月2日から27日までに8発のミサイルを発射している（外務省）。

マレーシアで、ジョギングしていた 日本人4人が捕まった

外出が禁止されているマレーシアのクアラルンプールで、ジョギングをしていた9人が警察に一時拘束されたようです。そのうち4人は日本人でした。

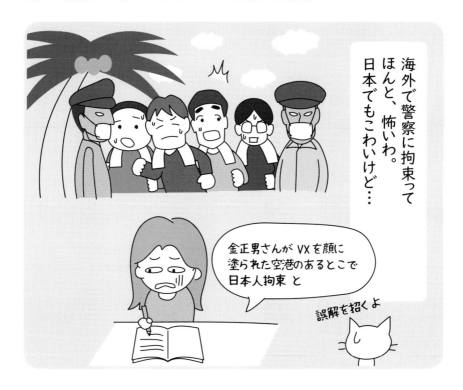

マレーシア在住のGACKTさんも注意を促す

マレーシア警察は、3月27日、感染拡大防止策として原則外出を禁止しているマレーシアの首都・クアラルンプールで、ジョギングをしていた日本人4人や別の外国人5人を一時拘束した。罰金や禁錮刑が科される可能性がある。マレーシア全土では649人が拘束されたほか、ペナンでは29日、69人が裁判所に送致されたという（FNN）。この件を知ったマレーシア在住のGACKTさんは「ゲートコミュニティ内であっても、ジョギングや外出が一人でしか認められていないこと」に言及、「トラブルにならないようお気をつけください」と注意を促した（fumumu）。

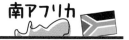
国境を封鎖して、軍兵士が、街を歩いている人を捕まえていた

3週間にわたって国境が封鎖され、外出規制が始まった南アフリカの様子が報じられました。住民は「まるで刑務所に入れられているようだ」と話していました。

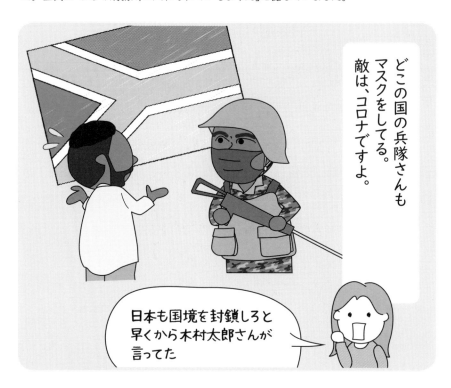

旧黒人居住区では、マスク姿の軍兵士が配置された

3月28日の朝日新聞は、「南アの外出制限『まるで刑務所』」との見出しで、3月26日深夜から3週間にわたって国境を封鎖し外出制限が行われている南アフリカの様子を報じた。記事によれば、旧黒人居住区アレクサンドラでは治安維持のためにマスク姿の軍兵士が配置され、住民たちに建物のなかに入るよう促した。当局は3月27日夜、各地で外出制限令を破ったとして一晩で55人を逮捕したと発表したという。同国で感染が初めて確認されたのは、3月5日にイタリア旅行から帰国した38歳の男性だった。その後も欧州からの入国者から感染が広がっていった。

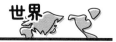

ウイルスは国や人を選ばず、偉い人にも金持ちにも感染していた

世界では、数え切れないほどの有名人が、次から次へと感染しています。
政権の中枢にいる人やその家族にも感染が広がっているようです。

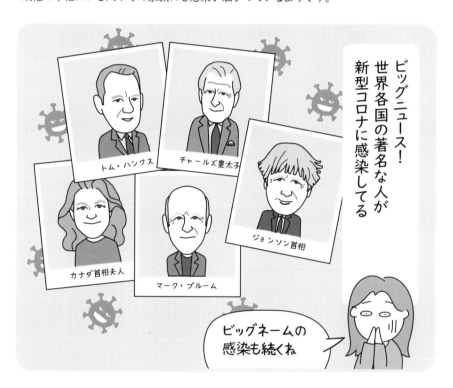

ビッグニュース！世界各国の著名な人が新型コロナに感染してる

トム・ハンクス

チャールズ皇太子

ジョンソン首相

カナダ首相夫人

マーク・ブルーム

ビッグネームの感染も続くね

国家の重職も続々と陽性、イランでは死亡も

アメリカでは、3月12日に大物俳優のトム・ハンクスと妻の陽性が判明。3月24日には劇作家のテレンス・マクナリーが、3月27日には俳優のマーク・ブルームが死亡した。上院議員と下院議員も感染していた。イギリスでは、3月17日にジョンソン首相と保健相、俳優のイドリス・エルバが、3月24日にはチャールズ皇太子の陽性が判明。フランスでは3月9日に文化庁長官が、カナダでは3月12日に首相夫人が、スペインでも3月14日に首相夫人が感染したと報道された。イランでは3月2日から7日までに、外務大臣顧問、公益判別評議会委員、国会議員が死亡した。

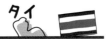
国王が、女性20人を連れてドイツの超高級ホテルに逃亡しちゃったとか

タイのワチラロンコン国王が、女性20人からなる国王の"ハーレム"とともに、アルプスの超高級ホテルに逃げたことで、国民がすごく怒っているようです。

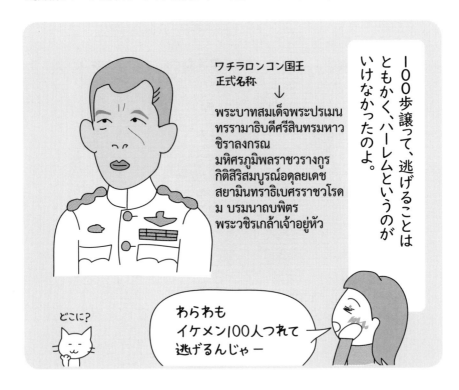

ワチラロンコン国王
正式名称
↓
พระบาทสมเด็จพระปรเมนทรรามาธิบดีศรีสินทรมหาวชิราลงกรณ มหิศรภูมิพลราชวรางกูร กิติสิริสมบูรณอดุลยเดช สยามินทราธิเบศรราชวโรดม บรมนาถบพิตร พระวชิรเกล้าเจ้าอยู่หัว

100歩譲って、逃げることはともかく、ハーレムというのがいけなかったのよ。

わらわも
イケメン100人つれて
逃げるんじゃー

どこに?

最長15年の禁錮刑の不敬罪があっても、市民は炎上

タイのワチラロンコン国王 (67) が、新型コロナウイルス拡大の最中に女性20人からなる国王の"ハーレム"を含む側近と共にアルプスの高級ホテルで「自主隔離」に入ったことが国民の激しい怒りを招いているという。逃げ込んだのは、ウインターリゾートとして知られるドイツ・バイエルン州にある4つ星ホテル「グランド ホテル ゾネンビッヒル」。一団によって丸ごと貸し切られたとドイツ紙が報じた。タイでは王室を侮辱または批判した人間は最長15年の禁錮刑が科されるが、それでも何千もの国民がオンライン上で国王を批判しているという (THE WEEK)。

日にち 3月29日（日）ごろ　　東南アジア

「サイレント・エピデミック」という、新しい言葉が出てきた

密かに静かに広がる感染拡大を「サイレント・エピデミック」と言うのだそうです。検査が不足している東南アジアの各国では、見えない感染におびえています。

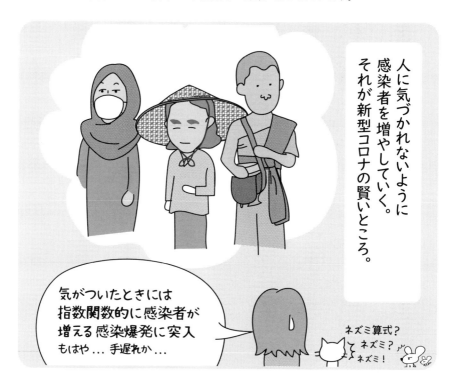

健康的食生活でも、ウイルス侵入防げず

産経新聞は、3月29日の記事で、新型コロナウイルスの検査不足の東南アジアで、サイレント・エピデミック（静かな感染拡大）が進んでおり、国際社会が懸念を深めていると伝えた。東南アジアのミャンマーとラオスでは感染者ゼロが続き、政府関係者は「健康的な食生活が国を守っている」などと自信を見せていたが、ウイルス侵入を止められなかったと報道。ミャンマー政府スポークスマンが、「ストレスのない健康的な生活がウイルスを遠ざけている」と主張したことに対して、地元ジャーナリストからはあきれる声が上がっているという。

83

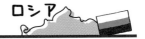

ロシア

プーチンさんが、街中に、800匹もの ライオンとトラを放ってしまった

テレ朝のニュースで、ロシアでライオンとトラが放されているという面白い話が放送され ていました。どうやらプーチン大統領のしわざだと噂されているようです。

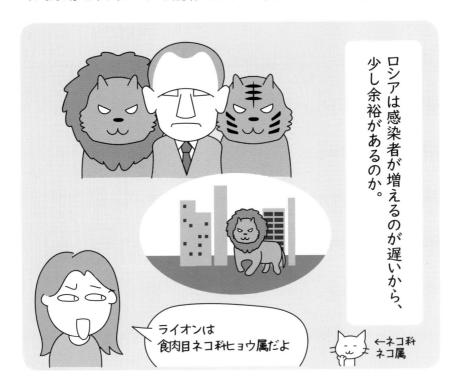

ロシアは感染者が増えるのが遅いから、少し余裕があるのか。

ライオンは 食肉目ネコ科ヒョウ属だよ

←ネコ科 ネコ属

だまされやすいロシア人は、家にいることを選択!?

3月22日、ツイッターに「プーチン大統領が人々を家に閉じ込めるために800匹のライオンとト ラを全国に放った。家のなかで安全に過ごそう！」というメッセージと街を歩くライオンの写真が 投稿された。最初の投稿者はパキスタン人の俳優でコメディアンのナジール・チニョティ氏。写 真は南アフリカのものだった。このフェイクニュースのおかげでだまされやすいロシア人は家に いることにしたかもしれない（ロシア政府系のロシア・ビヨンド）。3月28日同国の外務省報道官 は「面白い話だが伝統と効率を考えて実は熊を放っている」とのユニークな回答で噂を否定した。

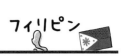
家にいるか、棺桶に入るか？
棺桶を用意して、張り紙で脅してる

世界中で軍事組織を総動員して外出規制が行われているそうです。フィリピン国家警察（PNP）が規制効果をあげるために張り出した警告はインパクトがありました。

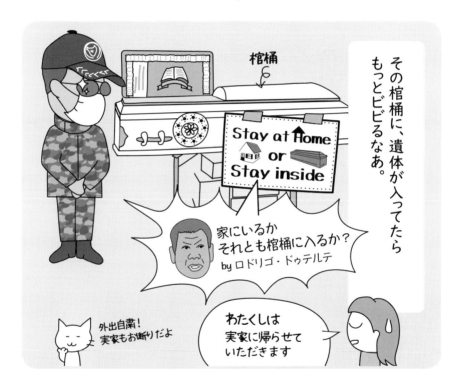

世界の軍事組織や警察が、活発な動きを見せている

3月29日のフジテレビ「日曜安全保障」で、能勢解説委員より、感染拡大に対応するために世界で軍事組織が総動員されている実態が紹介された。能勢委員は、フィリピンではPNPが検問を行っており、検問所に棺桶が置いてあって「家にいるか、それとも棺桶に入るか」という強烈なメッセージが書かれている実態を報告。世界中の軍事組織や警察が活発な動きを見せていることを指摘。当番組は、中国やロシアが各国に救援物資と医療チーム、軍医を派遣している例をあげ、竹内友佳アナが「各国の支援のなかにもさまざまな思惑があるのかも」と締めくくった。

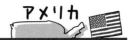アメリカ

「我々は中国ではなく戦時中でもない」とNY州知事が激怒していた

アメリカでは、3月29日に感染した人は14万人を超え死者も2400人以上になりました。ニューヨーク州を封鎖しようとしたトランプ大統領にクオモ知事が噛み付いたようです。

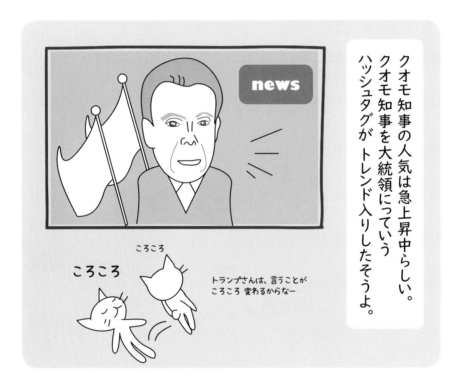

クオモ知事の人気は急上昇中らしい。クオモ知事を大統領にっていうハッシュタグが トレンド入りしたそうよ。

ころころ

ころころ

トランプさんは、言うことが ころころ 変わるからなー

結果的にCDCが自粛を要請することに

感染拡大に歯止めのかからないアメリカのニューヨーク州などを、トランプ大統領が事実上、封鎖する措置を取ろうとしていることに対して、3月28日にCNNに出演したニューヨーク州のクオモ知事は、「連邦政府による州への宣戦布告のようだ。ロックダウンは中国の武漢で行われた。我々は中国ではないいまは戦時中でもない」と発言。結果的にCDCが住民に国内旅行の14日間の自粛を要請することとなった。トランプ大統領はツイッターで前言を撤回。強制的な移動制限は必要ないとツイッターで発信した。

Splash Infection
飛沫感染

武漢の人は、毒ガスマスクつけて
野菜を買ったりしてました。

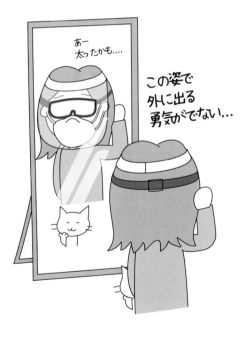

あー
太ったかも....

この姿で
外に出る
勇気がでない...

とりあえず、
サージカルマスクと
フェイスシールドと
ゴーグルを買ったけどまだ、
使う勇気がない。

でも、
ダイヤモンド・クルーズ号で、
自衛隊員が
感染しなかったのは
ウイルスや細菌を使った
生物兵器への対応に
訓練を重ねた部隊の、
完全防護だったからだとか。
フェイスシールドを笑ってる
場合じゃないんです。

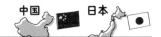

中国からお礼のマスクが、すごい量、日本の各地に届いている

中国に感染が広がっているときに、マスクなどの医療物資を贈ったお礼として、中国各地から日本各地に、メッセージとともにたくさんのマスクが届いているそうです。

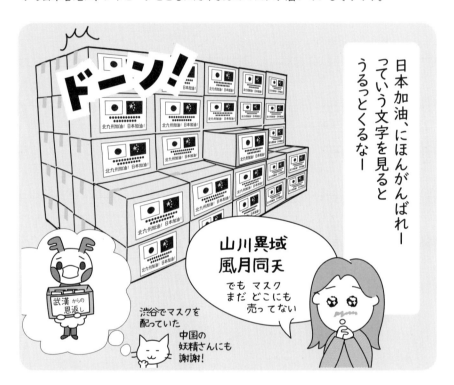

メッセージとともに10倍、20倍返しのマスクが到着

各社報道によれば日本各地に中国から、メッセージとともに、支援のお礼としてマスクなどが続々と届いている。3月11日には札幌市に中国・瀋陽市から医療用マスク計2万5000枚が防護服500セットを送ったお礼として贈られた。27日には中国・雅安市から広島県三次市にマスクが、20倍返しの6万3200枚贈られてきた。30日には、北九州市に防護服やゴーグル、手袋などの「感染症対策キット」70セットを送付したお礼として、中国・大連市からマスク20万枚が届いた。31日、愛知県豊川市にも10倍返しの医療用のマスク5万枚が届いている。

志村けんさんは、天国でいかりや長介さんや荒井注さんと騒いでいるかも

タレントの志村けんさんが亡くなったとのニュースが駆け巡りました。きっと、いまごろは天国で、いかりや長介さんや荒井注さんと騒いでいることでしょう。

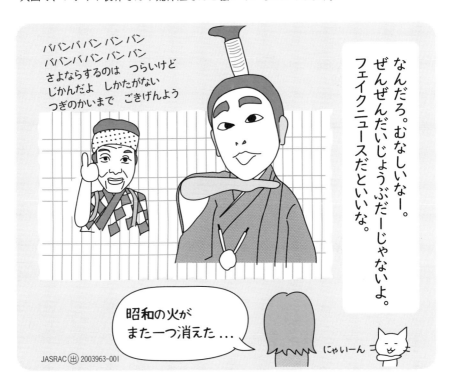

JASRAC (出) 2003963-001

NHKの「エール」や聖火ランナーにも選ばれていたが

3月29日午後11時10分、新型コロナウイルスによる肺炎で治療中だったタレントの志村けんさんが死亡した。ドリフターズの付き人を経てメンバーに加わり、「8時だヨ！全員集合」に出演。「東村山音頭」をヒットさせた。加藤茶さんとの「ヒゲダンス」などが次々とブレーク。「バカ殿様」、「変なおじさん」などの人気キャラクターを生み出した。「アイ〜ン」などの芸も人気だった。NHK連続テレビ小説「エール」や東京五輪・パラリンピックの聖火ランナーにも選ばれていた。志村さんの遺体は、感染防止のため納体袋で収容されたまま棺に納めて火葬されたという。

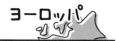

若い人の死者も相次いでいる。
若いからとの安心は禁物なもよう

欧米のメディアは、未成年や20代前半の人たちが次々と新型コロナに感染し、死亡した
事件を大きく取り上げショックを隠せないようです。

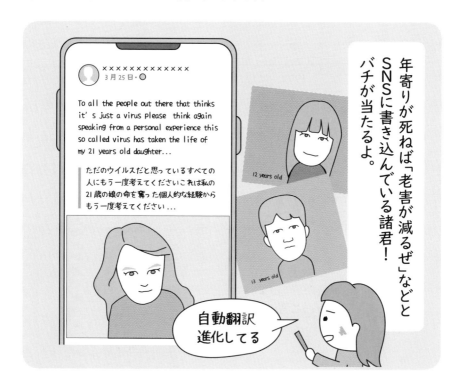

欧米では、未成年の死亡が伝えられている

ベルギーでは新型コロナウイルスに感染した12歳の少女が死亡したと発表され、イギリスでもロ
ンドンに住む13歳の少年が死亡。フランスではパリ近郊に住む持病のない16歳の少女が死亡し
たほか、ポルトガルでは14歳の少年が死亡したと伝えられている（日テレ）。アメリカ中西部では
0歳児が死亡、米カリフォルニア州でも未成年が死亡したと発表され、イリノイ州は0歳児が死
亡したと発表している（共同通信）。イギリスのバッキンガムシャー州では21歳の女性、ミドルト
ンさんが死亡。おばのミストリーさんは、Facebookで若者に注意を呼びかけている。

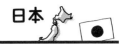
強い人が登場。iPSのヒーローが、ガツンと意見してくれた

医師会が訴えても遅々として緊急事態宣言は出ませんが、テレビニュースで、ノーベル賞受賞者で京都大学iPS細胞研究所の山中さんが強い危機感を表明していました。

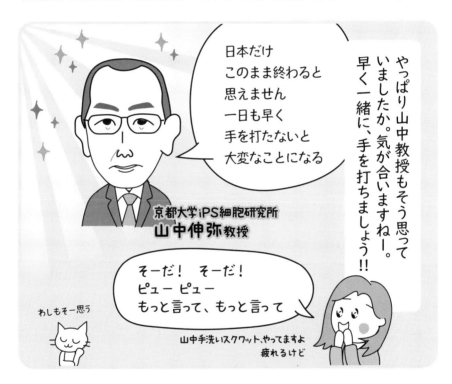

山中教授は、受け入れ体制の整備と徹底的な検査も主張

4月2日のテレ朝に出演した山中教授は、「これは大変な状況、同じウイルスです。日本だけこのまま終わるとは思えない。1日も早く手を打たないと大変なことになる」と述べた。また「緊急事態宣言の有無にかかわらず、東京や大阪では自宅待機、要請、できることはたくさんあると思う。トップの方が強いメッセージを出されるとかなり影響力がある」と主張した。山中教授は3月31日に個人サイトで、強力な対策の開始、感染者の症状に応じた受け入れ体制の整備、徹底的な検査、国民への協力要請と適切な補償、ワクチンと治療薬の開発への集中投資などを提言していた。

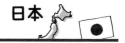
コロナの検査が、世界に遅れていると ずっと言われているのに改善しない

PCR検査の遅れについては、2月からメディアで問題視され国会で取り上げられ、世界の専門家からも疑問視されてきましたが「検査が医療崩壊を招く」の一点張りでした。

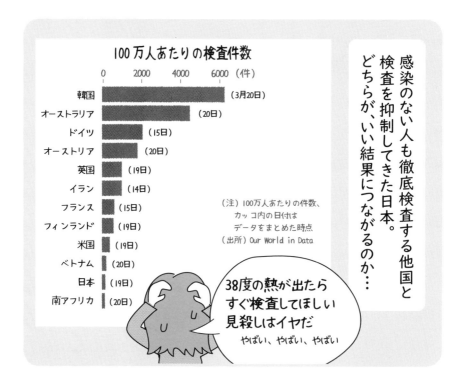

100万人あたりの検査件数

38度の熱が出たら すぐ検査してほしい 見殺しはイヤだ

やばい、やばい、やばい

感染のない人も徹底検査する他国と検査を抑制してきた日本。どちらが、いい結果につながるのか…

きちんとした対応策を打ち出すには検査の拡充が急務

日経新聞は「感染拡大が続くなか日本が検査で後れを取っている。感染の実態を正確につかみ、きちんとした対応策を打ち出すには検査の拡充が欠かせない」と報じた。また朝日新聞は「韓国の医療関係者は、まず検査をしないと次の段階の隔離や治療に進めず手遅れになってしまうと強調する。韓国では現在、1日あたり約2万件の検査能力がある」とした。日本病院会の相澤孝夫会長は2月25日の定例記者会見で「感染疑い患者の鑑別診断を適切に行うためのPCR検査態勢の拡充が急がれる」と指摘していた（GemMed）。WHOも日本の方針に疑問を投げかけている。

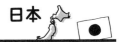

「医療危機的状況宣言」という、
かなり怖そうな宣言が出された！

4月2日、安倍首相は「現時点では、まだ全国的かつ急速なまん延という状況には至っておらず、ぎりぎり持ちこたえている状況だ」と言っています。しかし……。

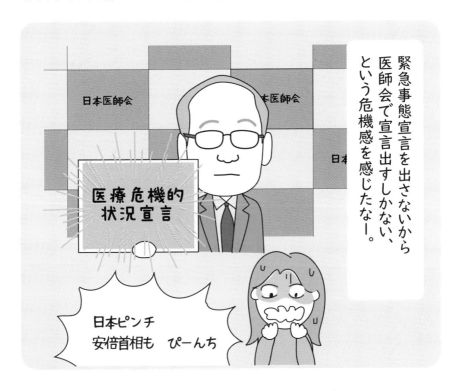

緊急事態宣言を出さないから医師会で宣言出すしかない、という危機感を感じたなー。

医療危機的
状況宣言

日本ピンチ
安倍首相も　ぴーんち

日本医師会が「医療危機的状況宣言」を打ち出した

日本医師会の横倉会長は4月1日の記者会見で、「現在、我々が行っている対策というのは2週間後に結果が表れる。感染爆発が起こってからでは遅い」と述べ、「医療危機的状況宣言」を打ち出した。釜萢敏常任理事も「現状として医療崩壊は起きていないが、それを防ぐためにも早く緊急事態宣言を出すべきだ」と述べた。メディアはこれを一斉に報道。「（専門家会議の）メンバーの中では、もう緊急事態を宣言したほうがよいのではないか、という意見でほとんど一致している」と釜萢氏は話していた（東洋経済）。SNSでは政府の遅々とした対応に批判が高まっている。

日にち 4月3日(金)ごろ 日本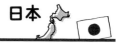

躊躇なくと言いながら躊躇。
専門家会議のいらだちが伝わってくる

東京は感染者が684人、死亡者が16人になりました。大阪は、感染者が278人、死亡者が2人です。このままいくと凄まじいことになりそうです。

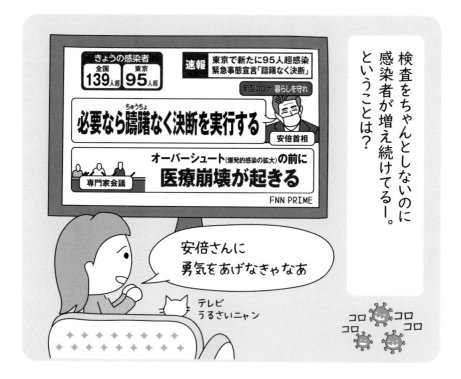

緊急事態宣言は、「躊躇なく決断を実行」と安倍首相

東京都は4月2日、新たに97人の新型コロナウイルスの感染が確認されたと発表した。国内で新たに確認された感染者数も270人を超え1日当たりの最多を更新。札幌市と福井県越前市、川崎市、大阪市で男女計4人が死亡し国内の死者は計84人となった。安倍首相は緊急事態宣言について「いまこの時点で出す状況にはない」としていたが事態を受けて「必要なら躊躇なく決断を実行する」と一段トーンを上げた発言をしている。一方で専門家会議は4月1日、「オーバーシュートの前に医療崩壊が起きる」とこれまで以上に危機感を強調した(テレ朝ほか報道各社)。

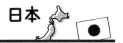
「アベノミクスからアベノマスク」という名言が、世界に拡散された

緊急事態宣言まで秒読みと、多くの国民が身構えるなか、安倍首相の発表した一家庭2枚のマスク政策がSNSでトレンド入り。そこから世界へと感染していきました。

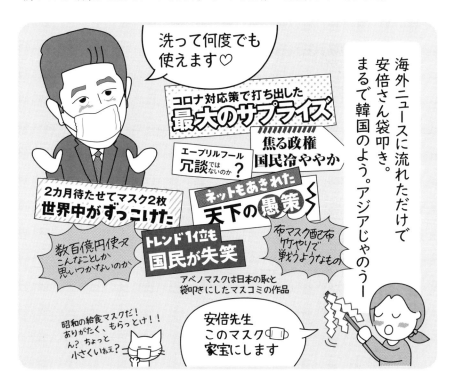

韓国やロシアでは、サザエさんのコラージュまで紹介

3月1日に安倍首相が「全世帯に2枚ずつ布製マスクを配布」することを発表したことが、ツイッターで炎上。日本のメディアと同時に海外メディアも一斉に反応。「アベノミクスからアベノマスクへ。マスク計画笑われる」（ブルームバーグ）をはじめとして、「エイプリルフールかとからかわれた」（Fox New）、「ロックダウンなしで2枚のマスク」（ロイター）、「まさかのアベノマスク」（スプートニク）など。韓国の「KBSニュース9」はイラストレーターの北村ヂン氏による「一世帯に二枚のマスク」と日本語で書かれた「サザエさん一家のコラージュ」までを紹介した。

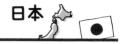

医療崩壊の危機。政府はなぜ緊急事態宣言に踏み切らないのか？

まだその時期ではないと態度を決めかねている安倍首相に、あらゆる立場の人が「ただ躊躇しているだけ」「政治家として腹をくくれない人」と不満を言っていました。

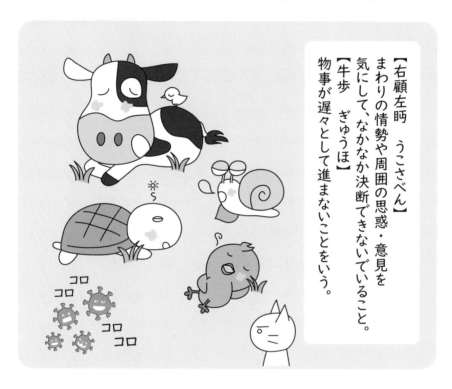

【右顧左眄　うこさべん】
まわりの情勢や周囲の思惑・意見を気にして、なかなか決断できないでいること。

【牛歩　ぎゅうほ】
物事が遅々として進まないことをいう。

早くやらないと意味がない、一刻も早くの声が次々と

緊急事態宣言をためらっている首相に対して、テレビに出演したジャーナリストの木村太郎氏は「東京都は宣言出たらロックダウンしますよと言った。早くやらないと意味がない」と発言。俳優の坂上忍氏は「はたから見るとずっと躊躇しているようにしか見えない」、東国原英夫氏は「政治家が腹をくくるとき」と話した。三木谷浩史氏の新経連は「一刻も早い緊急事態宣言の発令」を要望した。SNSでは政府への批判が高まる一方で、「お願い第2弾」として「6週間頑張りませんか」とFacebookで発信した東京都医師会の尾崎会長の投稿には、賛同の声が相次いだ。

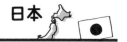
緊急事態宣言を発令したものの、海外の反応も、「内容の甘さに驚き」

4月7日、安倍首相は、新型コロナ感染拡大を防ぐために緊急事態宣言を発令しました。しかしその内容については、世界のメディアから疑問の声が上がりました。

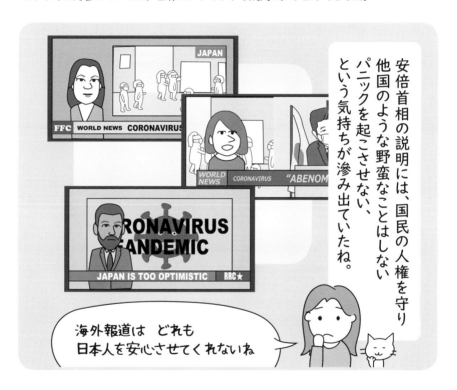

日本が取ってきた戦略は困難さを増している（AP）

日本の緊急事態宣言について4月7日の産経新聞は各国の反応を伝えた。「日本は在宅を強制されず自粛要請に従わずとも企業は処罰されない。現実には見せかけ（フィガロ）」。「自粛要請を無視しても罰則はない。他国の厳格さとは異なる（ロイター）」。「日本の戦略は困難さを増している（AP）」。「拡散抑止に一定の役割を果たすが効果と後遺症については不明点も多い（環球時報）」。「拡散防止に『赤信号』」（韓国・聯合）」。「他国と比べ都市閉鎖もなければ罰則もない（台湾・中央通信）」。「感染症制御と経済損失どちらが失敗しても深刻な打撃（中国社会科学院の研究員）。

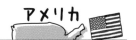

集計にも入らず、自宅で亡くなる人が、毎日、100から200人いるらしい

世界で最悪の感染状況となったニューヨーク州で、市民から信頼の厚いクオモ知事が、今日は、その悲痛な思いを涙を堪える様子で訴えていました。

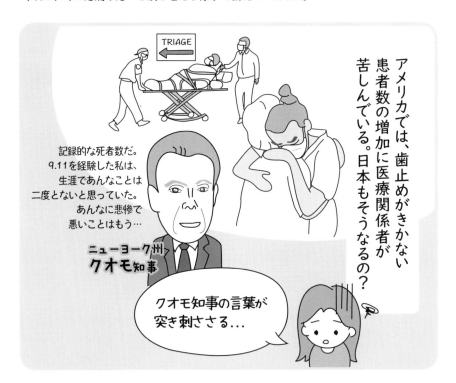

1日の死者数779人、自宅での死者は100人から200人

ロイターは、4月8日、ニューヨーク州のクオモ知事の会見映像を発表した。日本語字幕版によると、知事は「記録的な数字だ。9.11を経験した私は、生涯であんなことは二度とないと思っていた」と語った。一方で知事は、自宅で死亡した人の数が集計に含まれておらず死者数はこれよりも多い可能性があるという。同日、新型コロナ患者数は14万9000人を突破。ワースト2位のスペインよりも3000人多い。1日の死者数となる779人（過去最大）を記録。ニューヨーク市のデブラシオ市長は、自宅で死亡し集計に含まれない人が毎日100～200人程度いるとみている。

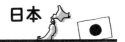
日本には、PCR検査拒否の実態があるってホント？ これで大丈夫？

「日本、検査拒否率98％！」というツイートが注目されるほど、「保健所のPCR検査拒否の実態」に関心が高まるなか、遠藤誉先生がこの問題にメスを入れました。

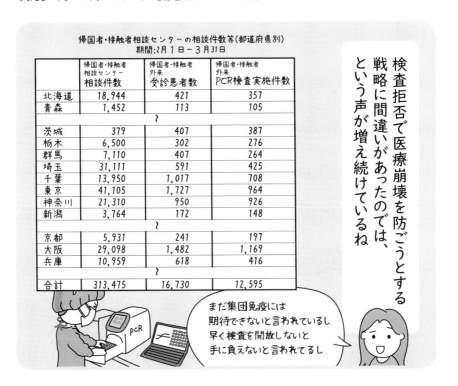

帰国者・接触者相談センターの相談件数等（都道府県別）
期間：2月1日〜3月31日

	帰国者・接触者相談センター 相談件数	帰国者・接触者外来 受診患者数	帰国者・接触者外来 PCR検査実施件数
北海道	18,944	421	357
青森	1,452	113	105
〜			
茨城	379	407	387
栃木	6,500	302	276
群馬	7,110	407	264
埼玉	31,111	591	425
千葉	13,950	1,017	708
東京	41,105	1,727	964
神奈川	21,310	950	926
新潟	3,764	172	148
〜			
京都	5,931	241	197
大阪	29,098	1,482	1,169
兵庫	10,959	618	416
〜			
合計	313,475	16,730	12,595

検査拒否で医療崩壊を防ごうとする戦略に間違いがあったのでは、という声が増え続けているね

まだ集団免疫には期待できないと言われているし 早く検査を開放しないと手に負えないと言われてるし

検査を徹底し、発見・隔離をしないと拡大は抑えられない

筑波大学名誉教授の遠藤誉氏は4月9日発表のレポートでPCR検査拒否の実態を伝えた。そのなかで例をあげ「単純平均で東京では1日、わずか58人程度しか検査を受けさせてもらえてないことになる」と指摘。「拒否されていることは事実だろう」と言う。またアメリカの感染爆発の理由の一つには、初期段階でPCR検査に失敗があったとして、「日本は注目しなければならない」と主張。「早期発見、早期隔離」に徹すべきで、検査ハードルを下げないと、日本の感染拡大は抑えられない。検査に感染拡大が左右される「現実」に、注目する必要があることを訴えた。

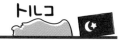

トルコが、防護服やN95マスクなどの
医療支援物資を各国に送っている

トルコメディアによると、トルコからイギリスに医療物資の支援が行われたとのことです。
トルコはこれまでにも、各国に医療物資の支援を続けているそうです。

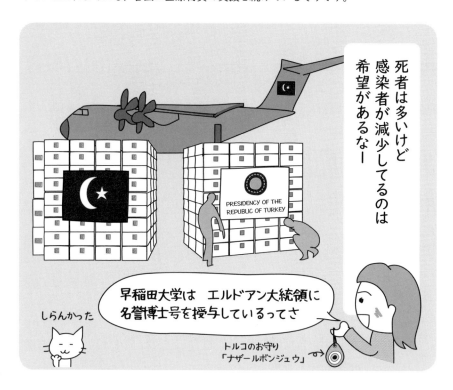

1日の検査数は3万件になり、感染者増加は減速している

TRT（トルコ・ラジオ・テレビ協会）のウエブサイトによれば、4月10日、防護服やマスクなどの
医療支援物資を載せた空軍輸送機がイギリスに飛び立った。トルコは、イタリア、スペイン、北
マケドニア、モンテネグロ、セルビア、ボスニア・ヘルツェゴビナ、コソボにも医療支援を行っ
ておりNATOから感謝が表明された。トルコでは4月9日に2万8578人が検査を受け4056人に
陽性反応が出て296人が回復。回復者数は累計2142人。96人が死亡し死亡者数は累計で908人。
保健省は「1日検査件数3万件に近づき、感染者増加は減速に向かっている」とコメントした。

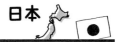

日テレと読売新聞の世論調査結果。
緊急事態宣言は「遅すぎた」が8割

新型コロナウイルスに関係して放送局が行った世論調査の結果が発表されました。かなり多くの人が、もっと早く人々の移動を強く制限すべきだったと感じていました。

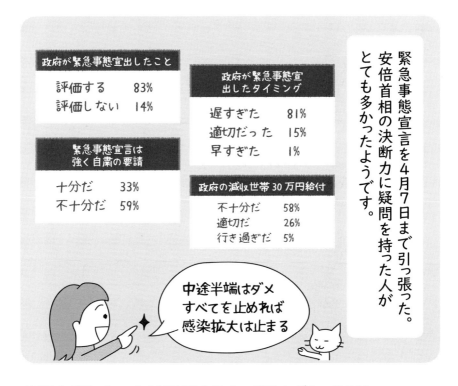

政府が緊急事態出したこと
評価する	83%
評価しない	14%

緊急事態宣言は
強く自粛の要請
十分だ	33%
不十分だ	59%

政府が緊急事態宣
出したタイミング
遅すぎた	81%
適切だった	15%
早すぎた	1%

政府の減収世帯30万円給付
不十分だ	58%
適切だ	26%
行き過ぎだ	5%

緊急事態宣言を4月7日まで引っ張った。安倍首相の決断力に疑問を持った人がとても多かったようです。

中途半端はダメ
すべてを止めれば
感染拡大は止まる

宣言を出したことは評価するも、「遅すぎた」83%

4月13日に日テレ（NNN）と読売新聞が行った世論調査の結果が発表された。調査は3月11日と12日に行われたという。日テレの放送によると、政府が緊急事態宣言を出したことについては、「評価する」が83%、宣言を出したタイミングについて「遅すぎた」と答えた人は81%、「適切だった」は15%、日本の緊急事態宣言は外出を禁止する強制力はなく、外出の自粛を要請することが柱となっている中で、自粛の要請で十分かをたずねたところ、「十分だ」が33%、「不十分だ」が59%、減収世帯に30万円を給付することについては「不十分だ」が58%、「適切だ」が26%だった。

〜 5年前、ビルゲイツは、こう警告していた。

　2015年に、世界的な講演会である「TED」に出演したマイクロソフトの共同創業者のビル・ゲイツは、パンデミック対策の遅れに警鐘を鳴らしました。この講演の様子は、いまでもYouTubeで検索すれば、だれでもすぐに見ることができるでしょう。拍手で迎えられたビル・ゲイツは、おおよそこんな話をしました。

　子供のころ私たちが恐れていたのは核戦争でした。しかしいま最大の危機を及ぼすのは、（コロナの写真を見せ）こんな形をしています。もし次の数十年で1000万人以上の人が死ぬような災害があるとすれば、戦争ではなく、感染性の高いウイルスの可能性があります。しかし私たちは核兵器の抑制に巨額資金をつぎ込んできましたが、伝染病についてはほとんど何もやっていないのです。エボラウイルスの場合には対策システムそのものが存在しませんでした。急な招集に応じ出動できる疫学者のチームもなかった。大きな伝染病が起こると何十万のスタッフが必要ですが、治療の適切さを確認する人や診断方法を確認する人もいませんでした。これはグローバルな規模の失敗でした。次の伝染病ではそれ以上の危機をもたらすかも知れません。ウイルスの中には感染しても症状がなく、感染者が飛行機に乗り、マーケットに行ったりします。

　しかし私たちには優れたシステムを創ることができます。携帯電話で公開情報の入手、情報の発信。GPSによる人々の移動情報の確認です。創薬やワクチンを作る時間の短縮など、これらは世界規模のヘルスシステムに組み込まれなければなりません。アウトブレイクの初期の兆候の把握や細菌の拡大シミュレーションを行うこともできます。病原体との戦いは、今のところ人類の負けです。しかし、今すぐに取り組めば次の伝染病への対策は間に合います。——ビル・ゲイツ

〜 最善を希望し、最悪に備えることが重要

　3月28日に放送されたNHK「BS1スペシャル ウイルスVS人類」では、二酸化炭素放出による地球温暖化とウイルスの関係を取り上げました。2015年にシベリアの永久凍土で、フランス国立科学研究所などのチームが、3万年前の地層から「モリウイルス」という新種のウイルスを発見したことを紹介していました。温暖化が永久凍土を溶かしそこからウイルスが拡散するリスクや、開発による森林伐採によって自然界にあったウイルスが人間界に出てくるというのです。

　今回の新型コロナウイルスの問題に関して、番組に出演した国立環境研究所の五箇公一氏は、近い将来見えてくるものは南北問題であろうと言います。戦後、南の国々は南北格差を埋めようと、ものすごい勢いで工業発展をしている。「生物多様性のホットスポットから出てきたウイルスが人間を選びグローバル化に便乗して広がっている」と分析しています。自然共生、ライフスタイルの変換という、今までとは違う方法にパラダイムシフトできるかが人類の生き残り戦略になる。議論を始めないといけないと話しました。また五箇氏は「見えない恐怖と不安感、それでいて、自分は死ぬ気はしないんだという安心感が入り混じってストレスがたまっている」と話します。東北大学大学院教授の押谷仁氏は、「今起きていること、これから起こることに対して、正しく知り情報を共有することが大切です」と指摘します。Hope for the best　Prepare for the worst（最善を希望し、最悪に備えること）が重要だそうです。さらに、作家の瀬名秀明氏は、「想像できないことを、いかに想像するか、人間らしさの時代を」と訴えていました。

　まずは自分の感染リスクを減らすことで、ウイルスと戦いましょう。

［引用文献、参考・参照文献］

●(活字)FLASH 1月7日、4月14日号／週刊朝日 3月27日号／サンデー毎日 4月5日号／週刊文春 3月12日号／文春オンライン 3月8日、9日、4月7日／東洋経済ONLINE 1月30日、3月22日、29日／ゲンダイデジタル 3月14日／zakuzaku by夕刊フジ 3月10日／AERAdot. 2月19日／プレジデントオンライン 2月17日、3月16日／ダイヤモンド・オンライン 3月24日／週刊ポスト 3月26日／日刊ゲンダイDIGITAL 3月14日／Forbes 3月16日、29日／厚生労働省 RORTH1月12日／厚生労働省広報 2月12日版／厚生労働省「新型コロナウイルス感染症について」／首相官邸 1月28日〜4月14日／欧州疾病予防管理センター 2月6日／JETORO 3月3日、26日、27日／読売新聞1月14日、27日、3月10日／朝日新聞1月22日、23日、24日、28日、29日、2月7日、23日、3月17日、25日、4月2日／毎日新聞 1月12日、15日、22日、2月15日、28日、3月13日、18日、20日／日経新聞 1月27日、3月13日、18日／産経新聞 2月6日、4月11日／時事通信 2月12日、13日、28日／共同通信 1月14日、2月23日、3月19日／中日新聞、東京新聞 2月8日、3月12日、25日／北海道新聞 2月29日／中国新聞 3月28日／西日本新聞 3月3日／岐阜新聞 3月30日／宮古毎日新聞 3月22日／沖縄タイムス 3月21日／日刊スポーツ 2月29日／東スポ 4月2日／日刊ゲンダイ 4月3日、11日／食品産業新聞 3月6日／AFP通信 2月12日、18日、3月11日、29日／Newsweek 2月19日／Bloomberg 2月8日／新華社通信 1月4日、9日／カトリック系日刊紙Avvenire 3月26日／ブラジルの日系紙・ニッケイ新聞(Jornal Nippak) 3月26日／ロシア・ビヨンド 3月25日／KOREA.net 3月11日／GemMed 4月3日／フォーカス台湾3月10日／fumumu 3月29日／JBpress 3月14日／J-CAST 2月28、3月2日、4日／HARBOR BUSINESS 3月18日／Record China 3月2日／BuzzFeed Japan 2月10日、3月1日／NEWSJAPAN 2月20日／デイリーNKジャパン 3月19日、21日、27日、29日、4月6日／中東かわら版 3月12日／木村正人 3月14日／エリオット・ハノン 2月19日／BCNOR 3月2日／WIRED 2月4日／KOREA.net 3月11日●(映像)フジテレビ系列(FNN) 3月3日、29日／テレビ朝日系列(ANN) 1月25日、28日、2月11日、13日、26日、27日、29日、3月4日、6日、14日、29日、4月2日／TBSテレビ系列(JNN) 3月12日／日本テレビ系列(NNN) 4月1日、13日／テレビ東京 1月4日／NHK3月4日、6日、12日、23日、31日、4月2日／琉球朝日放送 3月21日、22日／主なTV番組名(1月5日〜4月15日) ytb「情報ライブミヤネ屋」／TBS系列(JNN)「グッとラック!」「ひるおび!」／テレビ朝日系列(ANN)「羽鳥慎一モーニングショー」「グッド!モーニング」「報道ステーション」「スーパーJチャンネル」「サンデーステーション」／日本テレビ系列「スッキリ」「真相報道バンキシャ!」「news every」／フジテレビ系「とくダネ!」「めざましテレビ」「Mr. サンデー」「日曜安全保障」／NHK「NHKニュース7」「あさイチ」「スカーレット」「ニュース645」／NHKスペシャル「"パンデミック"との闘い」、BS1スペシャル「ウイルスVS人類」／CNNニュースチャンネル 2月10日、3月23日／BBC 1月27日、2月7日、19、20日、24日、26日、3月1日、6日、24日、3月26日、4月3日／中国中央テレビ1月9日／米CBS 3月10日／欧CBS 3月10日／欧ABC 3月10日／TRT(トルコ・ラジオ・テレビ協会) 4月10日／新唐人NTDTV 4月3日／AmebaTIMES 3月3日 ●(ウェブ)YouTube ジュウチャンネル ／CDC(アメリカ疾病管理予防センター)ウエブサイト／日本経済新聞新型コロナ感染世界マップ／東洋経済オンライン新型コロナウイルス国内感染の状況／COVID-19 Japan／新型コロナウイルスの事例マップ:coromap

著者／ヒグマルコ（本名＝樋口敬子）
神奈川県横浜市出身のグラフィック・デザイナー
埼玉県にオフィスを持ち、主に、雑誌、広告、ウエブ
サイトなどの商業デザインで、生計を立てる40代女性。

協力／ライター、エディター、イラストレーター仲間
　　　PRESSPLAN、Business Council Tokyo

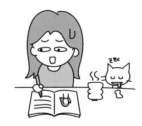

新型コロナウイルス・NEWS ウオッチ
コロコロ日記
2020年4月17日　　初版第1刷発行

著　　　者	ヒグマルコ higu maruko
発 行 人	木村　浩一郎
発行・発売	リーダーズノート出版 〒114-0014　東京都北区田端6-4-18 電話：03-5815-5428　FAX：03-6730-6135
印 刷 所	平河工業社